新人薬剤師・薬学生のための

医療安全学入門

調剤過誤防止から
副作用回避に向けた処方提案まで

薬ゼミファーマブック

は じ め に

　世界保健機関（WHO：World Health Organization）加盟国は、2002年の世界保健総会において、患者の安全が損なわれたことで、永久的な障害、入院期間の延長、さらには死に至る事例があり、「訴訟費用、医療関連感染症、収入の損失、障害及び医療費の合計が一部の国では年間60〜290億米ドルになる」という事実を報告いたしました。その後、「患者安全」が経済的利益にもつながるとして、2011年には、医療分野の将来の担い手が、それぞれの職務において、患者にとって安全な医療を提供することを理解し、実践するための基礎的な考え方を提供することを目的として『WHO患者安全カリキュラムガイド多職種版』が発刊されました。

　我が国では2007年の医療法改正において、保険薬局が医療提供施設の1つと位置づけられました。医療チームの一員として、医薬品の安全使用に関する薬剤師への期待は年々高まりつつあります。さらに分子標的薬や免疫チェックポイント阻害薬など、薬物治療の高度化・複雑化が進み、薬の専門家としての薬剤師の役割も拡大してきました。また、調剤や監査機器の進展に伴い、薬剤師の業務はモノからヒトへと大きな転換が必要であり、地域包括ケアにおける「かかりつけ薬剤師」の役割は、副作用・服薬状況のフィードバックにとどまらず、具体的な処方提案が求められています。

　一方、薬学教育においては、2015年度より新たな「薬学教育モデル・コアカリキュラム―平成25年度改訂版―」がスタートいたしました。その「A基本事項」では、「（1）薬剤師の使命」として、「③患者安全と薬害の防止」が設けられ、「2. WHOによる患者安全の考え方について概説できる。」が新設されました。

　このような薬剤師への新たなニーズに応えられるよう、新人薬剤師向けに、世界的な視野に立ち、より患者の視点を重視した医療安全のテキストへの改訂が必要と考えました。そこで、薬剤師教育にはさらに重要となる「患者安全のための薬剤師実務」の項をつくり、新たな「薬学教育モデル・コアカリキュラム―平成25年度改訂版―」の医療安全に関する事柄も網羅し、薬学部生のテキストとしても活用できる基本的なわかりやすい改訂版といたしました。

　患者安全の考え方の理解を深め、患者安全に向けた行動ができる新人薬剤師や薬学生の教育にご活用いただければ幸いです。

2020年3月吉日

東京理科大学薬学部・教授

小茂田昌代

執 筆 者 一 覧

（掲載順）

小茂田昌代	東京理科大学薬学部 医療安全学研究室
後　　　信	九州大学病院 医療安全管理部、公益財団法人 日本医療機能評価機構、International Society for Quality in Healthcare（ISQua）
鮎澤　純子	九州大学大学院医学研究院 医療経営・管理学講座
天野　　学	兵庫医療大学薬学部 臨床薬剤学分野
坂口　美佐	公益財団法人 日本医療機能評価機構 医療事故防止事業部
岸　　達生	独立行政法人 医薬品医療機器総合機構 関西支部
島田　光明	公益社団法人 日本薬剤師会
舟越　亮寛	医療法人鉄蕉会 亀田総合病院 薬剤部
鳥越　一宏	星薬科大学薬学部 実務教育研究部門
吉澤　一巳	東京理科大学薬学部 疾患薬理学研究室
岡田　浩司	東北医科薬科大学薬学部 病院薬剤学教室
林　　稔展	福岡大学薬学部 臨床薬学教室
阿部　　学	新潟薬科大学薬学部 臨床薬学研究室
岡田　知也	松本・山下綜合法律事務所
角本　幹夫	立命館大学薬学部 医療薬学研究室
前田　頼伸	福山大学薬学部 薬剤情報解析学研究室
伊集院一成	東京理科大学薬学部、田無薬品
後藤　惠子	東京理科大学薬学部、ウェル・ケア研究所
鈴木　立紀	東京理科大学薬学部 疾病病態学・臨床薬理学研究室
國正　淳一	神戸薬科大学 薬学臨床教育・研究センター

CONTENTS

Part 4　医療安全に果たす薬剤師の役割

Part 5　患者安全のための薬剤師実務

ヒューマンエラー自己分析システム「安全意識あがる君」
PHARM-2E 分析法システム「PHARM2E システム」
上記システムのダウンロード方法は下記の Web サイトを
ご覧ください。
　　https://www.ytl.jp/book.html

●薬学教育モデル・コアカリキュラム（平成25年度改訂版）と本書中の関連記載箇所の対応表

SBO番号	到達目標	関連記載箇所
A　基本事項		
A-(1)-3-1	1.　医薬品のリスクを認識し、患者を守る責任と義務を自覚する。(態度)	1-1、1-6、1-7
A-(1)-3-2	2.　WHOによる患者安全の考え方について概説できる。	1-2
A-(1)-3-3	3.　医療に関するリスクマネジメントにおける薬剤師の責任と義務を説明できる。	1-3、4-1、4-2
A-(1)-3-4	4.　医薬品が関わる代表的な医療過誤やインシデントの事例を列挙し、その原因と防止策を説明できる。	1-4、2-1
A-(1)-3-5	5.　重篤な副作用の例について、患者や家族の苦痛を理解し、これらを回避するための手段を討議する。(知識・態度)	5-2
A-(1)-3-6	6.　代表的な薬害の例(サリドマイド、スモン、非加熱血液製剤、ソリブジン等)について、その原因と社会的背景及びその後の対応を説明できる。	1-5
A-(1)-3-7	7.　代表的な薬害について、患者や家族の苦痛を理解し、これらを回避するための手段を討議する。(知識・態度)	1-5
A-(3)-1-5	5.　相手の心理状態とその変化に配慮し、対応する。(態度)	5-1
A-(3)-1-6	6.　自分の心理状態を意識して、他者と接することができる。(態度)	5-1
A-(3)-1-7	7.　適切な聴き方、質問を通じて相手の考えや感情を理解するように努める。(技能・態度)	5-1
A-(3)-1-8	8.　適切な手段により自分の考えや感情を相手に伝えることができる。(技能・態度)	5-1
A-(3)-1-9	9.　他者の意見を尊重し、協力してよりよい解決法を見出すことができる。(知識・技能・態度)	5-1
B　薬学と社会		
B-(2)-1-8	8.　薬剤師の刑事責任、民事責任(製造物責任を含む)について概説できる。	3-2
B-(2)-2-10	10.健康被害救済制度について説明できる。	1-5
E　医療薬学		
E1-(4)-1-2	2.　薬物の副作用と有害事象の違いについて説明できる。	1-1
E1-(4)-1-3	3.　以下の障害を呈する代表的な副作用疾患について、推定される原因医薬品、身体所見、検査所見および対処方法を説明できる。 血液障害・電解質異常、肝障害、腎障害、消化器障害、循環器障害、精神障害、皮膚障害、呼吸器障害、薬物アレルギー(ショックを含む)、代謝障害、筋障害	5-3、5-4
E1-(4)-1-4	4.　代表的薬害、薬物乱用について、健康リスクの観点から討議する。(態度)	1-5
E3-(1)-7-2	2.　医薬品情報にもとづいて、代表的な同種同効薬の有効性や安全性について比較・評価できる。(技能)	5-6
F　薬学臨床		
F-(2)-2-1	1.　前)代表的な疾患に使用される医薬品について効能・効果、用法・用量、警告・禁忌、副作用、相互作用を列挙できる。	5-4
F-(2)-6-1	1.　前)処方から服薬(投薬)までの過程で誤りを生じやすい事例を列挙できる。	2-1

F-(2)-6-2	2. 前) 特にリスクの高い代表的な医薬品 (抗悪性腫瘍薬、糖尿病治療薬、使用制限のある薬等) の特徴と注意点を列挙できる。	2-4、2-5
F-(2)-6-3	3. 前) 代表的なインシデント (ヒヤリハット)、アクシデント事例を解析し、その原因、リスクを回避するための具体策と発生後の適切な対処法を討議する。(知識・態度)	2-2、3-1
F-(2)-6-4	4. 前) 感染予防の基本的考え方とその方法が説明できる。	4-3
F-(2)-6-5	5. 前) 衛生的な手洗い、スタンダードプリコーションを実施できる。(技能)	4-3
F-(2)-6-6	6. 前) 代表的な消毒薬の用途、使用濃度および調製時の注意点を説明できる。	4-3
F-(2)-6-7	7. 前) 医薬品のリスクマネジメントプランを概説できる。	1-5、5-5
F-(2)-6-8	8. 特にリスクの高い代表的な医薬品 (抗悪性腫瘍薬、糖尿病治療薬、使用制限のある薬等) の安全管理を体験する。(知識・技能・態度)	2-4、2-5
F-(2)-6-9	9. 調剤ミスを防止するために工夫されている事項を具体的に説明できる。	2-3
F-(2)-6-10	10. 施設内のインシデント (ヒヤリハット)、アクシデントの事例をもとに、リスクを回避するための具体策と発生後の適切な対処法を提案することができる。(知識・態度)	2-2、3-1
F-(2)-6-11	11. 施設内の安全管理指針を遵守する。(態度)	4-1、4-2
F-(2)-6-12	12. 施設内で衛生的な手洗い、スタンダードプリコーションを実施する。(技能)	4-3
F-(2)-6-13	13. 臨床検体・感染性廃棄物を適切に取り扱うことができる。(技能・態度)	4-3
F-(2)-6-14	14. 院内での感染対策 (予防、蔓延防止など) について具体的な提案ができる。(知識・態度)	4-3
F-(3)-2-6	6. 緊急安全性情報、安全性速報、不良品回収、製造中止などの緊急情報を施設内で適切に取扱うことができる。(知識・態度)	4-2
F-(3)-4-1	1. 前) 代表的な疾患に用いられる医薬品の効果、副作用に関してモニタリングすべき症状と検査所見等を具体的に説明できる。	5-3
F-(3)-4-4	4. 医薬品の効果と副作用をモニタリングするための検査項目とその実施を提案できる。(知識・態度)	5-3
F-(4)-1-3	3. 前) 病院と地域の医療連携の意義と具体的な方法 (連携クリニカルパス、退院時共同指導、病院・薬局連携、関連施設との連携等) を説明できる。	4-4
F-(4)-2-1	1. 前) 地域の保健、医療、福祉に関わる職種とその連携体制 (地域包括ケア) およびその意義について説明できる。	4-4
F-(4)-2-2	2. 前) 地域における医療機関と薬局薬剤師の連携の重要性を討議する。(知識・態度)	4-4

Part 1

医療安全の
基本概念と現状

1-1 安全な医療の提供

医療の質・安全を確保するために

実務でのポイント

例えば次の事例を医療の質・安全の視点から考えてみます。

 A氏は大腸がんの疑いがあるために入院し、病院で内視鏡検査と生検を実施された。しかし入院前から内服していた抗凝固薬が把握されておらず、検査当日、生検部位から出血し、再度内視鏡を行って止血術を実施した。貧血の進行を認めたことから輸血が実施された。A氏はその後無事に退院した。生検の結果は良性ポリープであることがわかった。

●医療を提供して治療を終える過程で質の高い医療が行われる必要がある。

　このような医療であっても、検査は実施され良性疾患であったことが判明したのだからそれでよかった、とすべきでしょうか。我々が質の高いよい医療を提供したいと考えるなら、このような医療は改善すべきと考えるべきでしょう。そしてその改善は、A氏の担当医や担当看護師を批判することでは達成されず、医療を提供するシステムを改善することと、そのことを医療者が理解することが大切です。

　米国のIOM〔Institute of Medicine、医療の質研究所。現NAM（National Academy of Medicine）〕は、「医療の質とは、個人及び集団に対する医療行為が望まれた健康状態をもたらす確率を上げ、最新の専門知識と合致する度合い」と定義しました。このように、一般に「質」とは「すべきことにかなっている程度」といった趣旨の定義がなされます。これを医療に適用すると、提供した医療が望まれる結果になっているかということが質を決定することになるといえるでしょう。ここで重要なのは、医療の質は患者の存在も含めて考えることです。最近は、患者中心の医療の提供を模索する動きが大きな流れを形成しつつあります。筆者が所属するISQua（国際医療の質学会、International Society for Quality in Healthcare）では「Person-centered Care（人を中心としたケア）」の考え方を提唱しています（図1）。そこで、医療者が考える「なすべきこと」をどれだけ提供しても、患者のニーズに合致していなければ質が高いとはいえないということになります。

医療の質の改善と安全な医療システムに寄与する第三者評価

　具体的に製造業の現場では、品質を高めるためにQCC（quality control circle）やTQM（total quality management）、PDCA（Plan-Do-Check-Act）サイクル、5S-KAIZENなどの活動が行われてきました。この考え方を医療に応用する取組が、特に米国で先行してなされてきました。1951年（昭和26年）に設立された米国のThe Joint Commission（JC、医療施設認定合同機構）は、20世紀初頭

➡PDCAサイクルについては、p.52参照

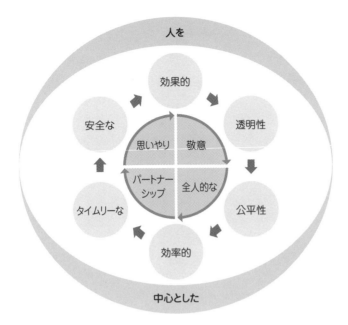

図1　ISQuaの「人を中心としたケア」の価値及び原則（2015）

のCodman博士の考え方を受け継ぎ、病院の第三者評価と認定（accreditation）
を行う中で、質の改善に取り組んできました。1987年（昭和62年）にはJCAHO
（Joint Commission on Accreditation of Healthcare Organization）へと発展
し、病院単体の認定の他に、救急医療、在宅医療、検査機能等の認定も行っていま
す。日本では1995年（平成7年）に公益財団法人日本医療機能評価機構が設立さ
れ、病院機能評価を行ってきました。現在では我が国の病院の26%、病床数の
41%が認定病院及び認定病院の病床になっています。病院機能評価の評価体系と
いわれる評価項目一覧の中には、質や安全を改善するための項目が多く含まれてい
ます[1]。その中で、患者中心の医療や調剤や投薬に関する評価項目（大項目、中項
目、小項目）を**表1**に示します。

表1　患者中心の医療や調剤や投薬に関する評価項目（一般病院3）

1　患者中心の医療の推進
1.1　患者の意思を尊重した医療
1.3　患者の安全確保に向けた取り組み
1.5　継続的質改善のための取り組み
2　良質な医療の実践1
2.1　診療・ケアにおける質と安全の確保
2.1.5　薬剤の安全な使用に向けた対策を実践している
2.2　チーム医療による診療・ケアの実践
2.2.10　投薬・注射を確実・安全に実施している
3　良質な医療の実践2
3.1　良質な医療を構成する機能1
3.1.1　薬剤管理機能を適切に発揮している

（病院機能評価 機能種別版評価項目 一般病院3〈3rdG：Ver2.0〉より）

医療安全に対する関心の高まり

　医療の質に患者の存在も含めて考えるべきであるということは、医療の質に安全な医療の提供が含まれることと容易に想像できることでしょう。社会において一般には医療は安全なものとの認識が醸成されていましたが、我が国では、その認識が大きく揺らぐ重大医療事故が発生し、また大きくかつセンセーショナルに報道されることで社会不信が高まった経験があります。例えば、1999年（平成11年）に発生した消毒薬を誤注入し患者が死亡した事例、手術における患者取り違えなどがその例です。また最近でも、2014年（平成26年）末から同様の報道がなされた大学病院における医療事故事件（保険診療外の手術の実施と高い死亡率）があげられます。それらの事例が発生した後には、医療事故調査、損害賠償、民事や刑事裁判、患者安全を求める市民活動の活発化、国の医療機関の指定制度の見直し、第三者評価の見直しなど、重大医療事故発生の影響は広くかつ長く続いています。このように、重大事故の発生とその報道、そしてそれに引き続く影響の大きさを背景として、患者安全は医療の質の中でも特に重要な要素と考えられるようになりました。現在では、「質と安全」、「Quality and Safety」などの表現を見る機会が多くあります。

 ## 「人は誰でも間違える」という考え方

　米国のIOMは1999年（平成11年）に「To Err is Human（人は誰でも間違える）」[2]を公表して、米国では医療事故で年間44,000～98,000人もの入院患者が死亡していると述べました。この報告書のタイトルが意味するところは、決して医療事故が起きることは防止できないとか、重大な医療事故が起きても、医療は人がすることである以上は防止できないということではありません。むしろ医療事故を防止するために、新たな発想を医療界に導入しようとする試みです。本報告書は、医療事故はあってはならないものであり、主として個人にその責任が求められてきた考え方から、ヒューマンエラーを誘発する医療提供システムに原因を求めて改善を促す契機となりました。ヒューマンエラーとは、人間の特性に起因する誤りを意味しています。個人は特別に知識や技術、注意力が不足しているわけではなくとも、それでも誤ったことをして意図していない結果を招くことがあります。その原因を検証することが重要であり、それは必ずしも個人の問題に帰結しません。例えば誤った薬を調剤した事例であっても、調剤の手順が定まっておらず、必要な確認が行われていなかったために生じたエラー、名称や外観が類似した医薬品であったことによるエラー、処方箋の発行数が多い割に調剤者が必要数配置されていないことによるエラーなど、原因はさまざま考えられます。医療における意図せざる結果には個人の問題ではなく、このような問題が背景に存在することを明確に述べて、その解決方策を提言したのが本報告書です。第4章～第8章の冒頭で提言が示されており、**表2**の4段階の取組から成り立っています。

表2 「To Err is Human」に示された4段階の取組

- ・安全上の知識を向上させるために、リーダーシップの創造及び研究、手段、プロトコールを全国レベルで確立する
- ・迅速で強力な強制報告（mandatory reporting）システムを通じて、エラーを認識し、学習すると同時に、自主報告（voluntary reporting）システムを奨励する。医療システムをより確かなものにし、患者の安全を高めるには、両者が欠かせない
- ・医療機関、保険者グループ、医療専門職団体の行動を通じて、安全向上の標準値と期待目標値を高める
- ・医療提供レベルでの安全向上心を通じて、医療機関内部の安全システムを作り上げる。医療提供段階の改善が究極の目標となる

安全な医療システムを実現するための報告と学習システム

　IOMでも推奨されているインシデント報告、医療事故やヒヤリ・ハット事例の報告と学習のシステムは、5S-KAIZENなどのように医療安全を確保するための有力なツールとして、施設レベルだけでなく国レベルにおいても実践されています。日本医療機能評価機構が運営する医療事故情報収集等事業（**図2**）や薬局ヒヤリ・ハット事例収集・分析事業は、前者は法令に根拠を置き、両者とも国の補助事業として運営されています。調剤や疑義照会、薬局における医薬品の販売、特定医療保険材料の事例なども取り上げられています。定期的な報告書やアラートが提供されており、それらを医療者が目にする機会は多いと思います。

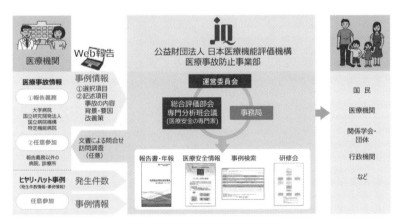

図2　医療事故情報収集等事業

安全な医療システムにおける薬剤師の役割～対物業務から対人業務へ

　我が国の人口の高齢化や減少がさらに進む将来を見据え、住民を中心とした地域包括ケアの体制整備が進められています。これに整合する形で、厚生労働省は2015年（平成27年）にかかりつけ薬剤師・薬局の機能や2035年（令和17年）までの長期の姿を見据えた薬局の再編の姿として、『患者のための薬局ビジョン～「門前」から「かかりつけ」、そして「地域」へ～』[3]をとりまとめました。この実現のために2017年（平成29年）には『「患者のための薬局ビジョン」実現のため

のアクションプラン検討委員会』が、薬剤師・薬局が抱える現状の課題とその解決のための方策、参考となる事例及び、KPI（key performance indicator）の検討も併せて行って、『「患者のための薬局ビジョン」実現のためのアクションプラン検討委員会報告書〜かかりつけ薬剤師・薬局となるための具体的な取組集〜』[4] をとりまとめました。その中で、薬学的管理・指導の取組を評価できる指標として、プレアボイドや、医療安全対策推進事業（ヒヤリ・ハット事例収集）への事例報告等の取組の実施の有無が取り上げられています。また、実際のアウトプットである、患者の薬物療法の安全性・有効性の向上につながる薬学的管理・指導の取組を評価できる指標が最も重要とされ、具体的には、「プレアボイドの取組を薬局でも行ったり、日本医療機能評価機構が実施する薬局医療安全対策推進事業（ヒヤリ・ハット事例収集）へ事例の報告を行ったりすることが有効な手段となり得る」とされています。これに関連して2017年（平成29年）10月6日には薬局機能情報提供制度が改正され、「第2　提供サービスや地域連携体制に関する事項　2　実績、結果等に関する事項」として「（2）医療安全対策の実施　（中略）　（ii）医療安全対策に係る事業への参加の有無」が新設されました。このように、地域の患者に対して、薬学の知識をもって安全で質の高い薬物療法を提供することが一層求められる流れになっています。

●文献

1) 公益財団法人日本医療機能評価機構：病院機能評価事業　本体審査（https://www.jq-hyouka.jcqhc.or.jp/accreditation/outline/hospital_type/）
2) Committee on Quality of Health Care in America, Institute of Medicine：To Err is Human: building a safer health system, National Academy Press, Washington, D.C., 2000.
3) 厚生労働省：患者のための薬局ビジョン〜「門前」から「かかりつけ」、そして地域へ，2015.
4) 「患者のための薬局ビジョン」実現のためのアクションプラン検討委員会：「患者のための薬局ビジョン」実現のためのアクションプラン検討委員会報告書〜かかりつけ薬剤師・薬局となるための具体的な取組集，2017.

（後 信）

1-2 WHOにおける患者安全の考え方とその取組

はじめに―医療安全は世界的な課題である

〈実務でのポイント〉

▶ *1 世界患者安全の日（WPSD：World Patient Safety day）：患者安全を促進することへの人々の意識・関心を高め、国際的な理解を深めるとともに、加盟国間の連携や行動に取り組むことを目的として、9月17日を世界患者安全の日とすることが2019年にWHO総会で制定された。

▶ *2 ダナファーバー事故：1994年にダナファーバーがん研究所で抗悪性腫瘍薬シクロホスファミドが4倍量誤投与され、進行乳がんの患者が死亡した事故。医療従事者の過誤は家族に開示され、行われた原因調査と事故再発防止対策が報道されたことで、全米の多くの病院で抗悪性腫瘍薬の誤投与対策が行われる契機となった。

▶ *3 「人は誰でも間違える」には「年間44,000人から98,000人が防ぐことができる医療過誤で亡くなっている」という衝撃的な数字だけでなく、防止のための新しい考え方や提言が示された。本文には、「To err is human, but errors can be prevented」として「人は誰でも間違える。しかし、人は間違いを防ぐことができるのである。」と記されている。

　医療安全の向上は日本のみならず世界の課題*1です。以前から医療安全に関する課題が指摘されていなかったわけではないのですが、我が国で大学病院や地域の中核病院での医療事故が新しい視点での医療安全の取組の契機となったように、欧米でも重大な医療事故*2が社会的な注目を集めるところとなり、有害事象の発生率に関する研究結果を踏まえて医療事故の現状とその防止策をまとめた1999年（平成11年）の報告書「To Err is Human（人は誰でも間違える）」[1]*3が起爆剤というべき役割を果たし、医療安全は、それぞれの医療の現場はもちろんのこと、各国の国をあげての課題となりました。WHO（World Health Organization、世界保健機関）総会でも患者安全に取り組むことが決議されるなど、今、世界レベルでさまざまな取組が進んでいます。

　ここではWHOの医療安全に関する考え方やその取組を通して、世界レベルの取組の動向を学びます。

「患者安全」と「医療安全」

　本稿のタイトルに「患者安全」という用語が使われていることに気づかれたでしょうか。欧米では、日本の「医療安全」とほぼ同じ意味で「patient safety」という用語が使われるのが一般的です。日本語の著書や論文では、英語を訳して、また世界で広く使われている用語として「患者安全」が使われていたり、日本で汎用されている「医療安全」が使われたりしています。WHOでは「patient safety」[2]が使われているので、本稿でも「patient safety」に該当するところは「患者安全」を使って説明します。

WHOにおける「患者安全」の定義

　ここでWHOの「患者安全（patient safety）」の定義を確認しておきます。WHOは「患者安全」を「医療に関連した不必要なリスクを許容可能な最小限の水準まで減らす行為」と定義しています。やみくもにゼロにすることを目指しているのではなく、「許容可能な最小限の水準まで」としていることに注目しておきましょう。いうなれば、世界の患者安全は「許容可能な最小限の水準とはどの程度なのか」、「その水準をクリアするために何をすればいいのか」に取り組んでいることになります。

WHOの取組の経緯と代表的な取組

　患者安全の取組が各国で進む中、WHOも検討を始め、患者安全は世界の医療における重要な課題であると位置づけ、2004年（平成16年）から本格的に患者安全に取り組むことになりました。加盟各国や医療安全に関わるさまざまな領域の人々と力をあわせて成果をあげていこうとする「World Alliance for Patient Safety」というプログラムも始まりました。その中では、「Global Patient Safety Challenge」として、取り組むべき重点事項が選ばれ、「The First」として「Clean Care is Safer Care (2005)」が、「The Second」として「Safe Surgery Saves Lives (2008)」が、そして「The Third」として「Medication Without Harm (2017)」が選ばれました。

　WHOの取組は、今、我が国の医療安全にもいろいろな形で取り込まれています。代表的な取組を確認しておきましょう。

(1) 10 facts on patient safety

　WHOの「patient safety」に関するWebサイト[2]を開くと、「4 out of 10」、「134 million」、「$42 billion」といった数字が目に飛び込んできます。「10人のうち4人の患者に傷害が発生している」、「1億3400万件の有害事象が発生している」、「420億ドルのコストが発生している」という具体的な数字をあげて、取り組むべき現状を示しています。近年急速に患者安全に関する調査・研究も進み、データで現状が示されるようになってきました。そうした結果をまとめ、「10 facts on patient safety (2019)」（**表1**）が発表されています。まずデータで現状を把握する、そのデータを共有する、という取り組み方を確認しておきましょう。「事実6」には、薬剤に関連して、多くの患者に傷害が発生し、巨額のコストが発生していることが記載されています。

表1　患者安全に関する10の事実（10 facts on patient safety）

事実1：病院で医療を受けている間、10人のうち1人の患者に傷害が発生している
事実2：安全ではない医療による有害事象は、恐らく世界の死亡・障害の原因のトップ10に入っている
事実3：プライマリケアや外来の医療では、10人のうち4人の患者に傷害が発生している
事実4：治療費のうち少なくとも7分の1は病院で生じた傷害の治療に使われている
事実5：患者安全への投資は大きな経費節減をもたらす[*1]
事実6：安全ではない薬剤の使用と薬剤の使用におけるエラーにより、毎年何百万人もの患者に傷害が発生し、何十億ドルもの費用が発生している
事実7：不正確な診断や診断の遅れは、患者に傷害をもたらす主な原因の1つで、何百万人もの患者が影響を受けている[*2]
事実8：院内感染により、100人のうち最大10人の入院患者が影響を受けている
事実9：手術の合併症により、毎年100万人以上の患者が死亡している
事実10：医療放射線の被ばくは、公衆衛生及び患者安全上の重大な懸念事項である

(2) 手術安全チェックリストを使ったタイムアウト

　手術における、患者間違い、手技間違い、部位間違い等の防止は今なお重要な課

▶ *1　患者安全における患者との協働は、多額の費用をかけなくても成果を上げることができる方策の1つであり、資源を投入すべき方策の1つであるとされている。

▶ *2　「診断の間違い」、「診断の遅れ」、「診断の見落とし」に代表される診断に関連するエラーは、近年、我が国においても医療安全における課題となっている。診断に関連するエラーの原因は医療者の知識不足というより、コミュニケーションエラーや認知エラーによって起きることが多いことがわかっている。

題です。WHOは、先ほど紹介した「Safe Surgery Saves Lives（2008）」の中で、推奨すべき方策として「手術安全チェックリスト」*1を発表しました。「手術安全チェックリスト」は患者の手術室入室時の確認（Sign in）、執刀前の確認（Time out）、手術室からの退室時の確認（Sign out）の3局面からなっており、手術の前に関係者全員で手を止め（タイムアウト）、チェックリストに従って確認していこうというものです。WHOから標準的なチェックリストが発表されていますが、項目はそれぞれの現場に応じたもの（**図1**）[3] にしていいことになっています。患者間違い等を減らすだけでなく、患者の予後が改善されることも、研究を通したエビデンスとして報告されています[4]。

▶＊1　チェックリストは、手術の際だけでなく、さまざまな場面のヒューマンエラー対策として活用することができる。医療機関はもとより在宅や訪問におけるエラー防止、また、患者・利用者とともに活用できるエラー防止策である。

●せっかくのチェックリストも、おざなりなチェックによって形骸化してしまう可能性があることを注意しておかなければならない。

手術安全チェックリスト

医療安全全国共同行動
（世界保健機関に準拠）

年　月　日　科　患者名：

麻酔導入前・・・・・・・・・・・・→
（少なくとも看護師と麻酔科医で）
患者のID、部位、手術法と同意の確認は?
□ はい
部位のマーキングは?
□ はい
□ 適応ではない
麻酔器と薬剤のチェックはすんでいる?
□ はい
パルスオキシメーターは患者に装着され、作動している?
□ はい
患者には：
アレルギーは？
□ ない
□ ある
気道確保が困難／誤嚥のリスクは？
□ ない
□ ある、器材/応援・助手の準備がある
500mL以上の出血のリスクは
（小児では7mL/kg）？
□ ない
□ ある、2本以上の静脈路/中心静脈と輸液計画

皮膚切開前・・・・・・・・・・・・→
（看護師、麻酔科医と外科医で）
□ 全てのチームメンバーが名前と役割を自己紹介したことを確認する
□ 患者の名前、手術法と皮膚切開が何処に加えられるかを確認する
抗菌薬予防投与は直前の60分以内に行われたか？
□ はい
□ 適応ではない
予想される極めて重要なイベント
術者に：
□ 極めて重要あるいはいつもと違う手順は何ですか？
□ 手術時間は？（　時間　分）
□ 予想される出血量？（　mL）
麻酔科医に：
□ 患者に特有な問題点？
看護チームに：
□ 滅菌（インジケータ結果を含む）は確認したか？
□ 器材問題あるいはなにか気になっていることはあるか？
必要な画像は展示されているか？
□ はい
□ 適応ではない

患者退室前
（看護師、麻酔科医と外科医で）
看護師が口頭で確認する：
□ 手術式名
□ 器具、ガーゼ（スポンジ）と針のカウントの完了
□ 標本ラベル付け（患者名を含め標本ラベルを声に出して読む）
□ 対処すべき器材問題があるか
術者、麻酔科医と看護師に；
□ この患者の回復と管理についての主な問題はなにか?

SAS	実測値	点数
出血量	約　mL	0, 1, 2, 3
最低平均血圧	mmHg	0, 1, 2, 3
最低心拍数	/分	0, 1, 2, 3, 4
	合計	点

記載者：　ASA-PS：1 2 3 4 5 6　創分類（SWC）：1 2 3 4　2012年1月30日改訂

〔医療安全全国共同行動　目標S（安全な手術—WHO指針の実践）支援チーム：WHO手術安全チェックリストの使用を推進するための資料，p.4，2012．より〕

図1　手術安全チェックリストの例（六日町病院で使用しているチェックリスト）

既に日本の医療現場にも広く採用され始めているこの「チェックリストを使ったタイムアウト」は、ヒューマンエラー対策の1つでもあります。「知識の量と複雑性は、一個人が安全かつ確実に活用できる範囲を超えてしまったのだ。知識は私たちを助ける一方で、同時に重荷にもなっている。これが私たちが現在置かれている状況だ。」[5] としてチェックリストの活用が推奨されていることも知っておきましょう。

➡ヒューマンエラー対策については、p.22参照

（3）Patients for Patient Safety（PFPS）

患者安全は医療従事者だけの取組ではなく、患者、家族、さらにはコミュニティにまでその対象を広げた「協働」*2として取り組むことが必要とされています。

▶＊2　患者・家族との協働は、特に薬剤に関するエラーの防止策として有効な方策の1つとされている。それぞれの現場でどのような協働でエラーを防止できるか考えたい。

1999年（平成11年）に発表されたあの「To Err is Human」の中に、既に「多くの病院、診療所、その他の医療の現場で、ほとんど活用されないままになっている重要な資源は患者である」と記載されており、欧米、特に米国では早くから患者・家族とどのように協働することができるかが検討されてきました。キーワードとして「engagement」、「empowerment」、「partnership」といった用語が使われています。

　我が国でも、「患者参加の医療安全」として、「患者誤認防止のために患者にフルネームで氏名を名乗ってもらう*1」、「薬剤エラー防止のために患者と医療者が一緒に確認する」など、いろいろな取組が進んでいます。

(4) The third WHO Global Patient Safety Challenge: Medication Without Harm

　薬剤に関する事故や有害事象は、「To Err is Human」の中でも、「薬物療法に関わるミスは、病院内の防ぎ得るエラーの重要な源泉であることが多くの調査研究によって明らかにされている」とされ、「有害事象が起きた時の患者の身体的負担は多大で、社会のコスト負担は大きく、また薬物療法におけるエラーの多くを防ぐ方法が既に知られているということを考え合わせて、薬物療法の安全こそ全ての医療機関が最優先課題とすべき1つの重要な領域として、特に取り上げることにした。」とされていました。

　WHOが「Global Patient Safety Challenge」の「The Third」として「Medication Without Harm（2017）」*2に取り組んでいるのは先ほど紹介したとおりです。「Medication Without Harm（2017）」では、「避けることができる薬剤に関連して起きる重篤な傷害を今後5年間で半分に減らす」という期限と目標も定められました。達成のための戦略の中の「key action areas」として、「polypharmacy」、「high-risk situation」、「transitions of care」という我々の現場にとっても重要な課題があげられています。

(5) WHO患者安全カリキュラムガイド（多職種版）

　我が国でも、ほぼ全ての職種にその卒前教育で、医療安全に関するカリキュラムが設けられています。教育活動が重要である、卒前で全ての職種が知っておかなけ

表2　「WHO患者安全カリキュラムガイド（多職種版）」のトピック11項目

トピック1：患者安全とは
トピック2：患者安全におけるヒューマンファクターズの重要性
トピック3：システムとその複雑さが患者管理にもたらす影響を理解する
トピック4：有能なチームの一員であること*3
トピック5：エラーに学び、害を予防する
トピック6：臨床におけるリスクの理解とマネジメント
トピック7：品質改善の手法を用いて医療を改善する*4
トピック8：患者や介護者と協同する
トピック9：感染の予防と管理
トピック10：患者安全と侵襲的処置
トピック11：投薬の安全性を改善する

〔WHO患者安全カリキュラムガイド（多職種版）, 東京医科大学, 東京, 2012. を参考に作成〕

▶*1　現場では「〇〇さん」という呼びかけに、違う患者が「はい」と答えることが珍しくない。また同姓同名の患者も少なくない。「お名前は何ですか」とこちらから尋ね、患者に、それもフルネームで名前を名乗ってもらうことは、患者誤認防止の重要な防止策の1つである

▶*2　「Medication Without Harm」のキャンペーンの中で、患者と医療従事者双方に向けてうたわれているのが、"KNOW. CHECK. ASK"である。"KNOW：薬剤のことを知ろう"、"CHECK：正しいかどうか確認しよう"とし、医療従事者には"ASK：理解できたか患者に聞こう"、患者には"ASK：わからなかったら尋ねよう"としている。

▶*3　成功を収めるチームの特徴としてあげられているのは、「共通の目的」、「測定可能な目標」、「有効なリーダーシップ」、「効果的なコミュニケーション」、「良好な結束」、そして「メンバー間の敬意」である。

● 現在では、チームワーク等のノンテクニカルスキルと有害事象の関係は確実だとされている。効果的なコミュニケーションのスキルを学ぶことは医療従事者にとって重要な学習事項である。

▶*4　医療安全においても、継続的な質の改善の方法として知られる「PDCAサイクル」を回していくことが重要である。〔注：本書では「PDS（study）Aサイクル」として紹介されている。〕

➡PDCAサイクルについては、p.52参照

ればならないことがある、ということから、WHOは2011年（平成23年）に「WHO患者安全カリキュラムガイド（多職種版）」[6] をまとめました。選ばれた11項目のタイトル（**表2**）を見ていただくと、世界標準で患者安全として知っておくべきとされている事項の概要をつかんでいただけるでしょう。ヒューマンエラー（トピック2）についてはもちろんのこと、品質管理（トピック7）や先に述べた患者・家族との協働（トピック8）も取り上げられています。

 おわりに―患者安全と教育に関するメッセージ

おわりに、患者安全と教育について「WHO患者安全カリキュラムガイド（多職種版）」[6] に記載されている文章を引用しておきます。

・医療に関与する全員が患者安全の概念と原理に精通していなければならず、誰も無関係ではいられないのである。
・患者安全の教育と訓練はようやく全ての階層で開始されようとしているところである。将来医療を提供することになる医療系の学生は、それぞれの分野のリーダーになってゆく者としての自覚を持ち、安全な医療を実践できるようにならねばならない。
・医療専門職を育成するためのカリキュラムは、それぞれの分野の最新の発見や新しい知見に適応すべく絶えず変化しているが、患者安全に関する知識は、あらゆる実務、あらゆる職種で必要になるという点でほかのカリキュラムとは一線と画すものである。

なぜ患者安全についての学習が必要なのか、本書を読まれている皆さんにも共有していただくべき大事なメッセージです。

●文献
1) Committee on Quality of Health Care in America, Institute of Medicine：To Err is Human: Building a Safer Health System, National Academy Press, Washington, D.C., 2000.（米国医療の質委員会医学研究所：人は誰でも間違える―より安全な医療システムを目指して，日本評論社，東京，2000.）
2) WHO：patient safety（https://www.who.int/patientsafety/en）
3) 医療安全全国共同行動　目標S（安全な手術―WHO指針の実践）支援チーム：WHO手術安全チェックリストの使用を推進するための資料，2012.（http://kyodokodo.jp/doc/tools/7.pdf）
4) Haynes AB, et al：A surgical safety checklist to reduce morbidity and mortality in a global population. N Engl J Med, 360：491–499, 2009.
5) アトゥールガワンデ：アナタはなぜチェックリストを使わないのか？, 晋遊舎，東京，2011.
6) WHO患者安全カリキュラムガイド（多職種版），東京医科大学，東京，2012.（http://meded.tokyo-med.ac.jp/who）

（鮎澤 純子）

1-3 ヒューマンエラーの考え方と対策

 ヒューマンエラーについて

〈実務でのポイント〉

ヒューマンエラーとは、人によって生じる間違いのことです。医療事故の多くは、このヒューマンエラーが原因で生じています。ヒューマンエラーには、「すべきことを行わなかったこと」と「すべきでないことを行ったこと」があります。また、その両方が複雑に絡んでいることもあります。さらにヒューマンエラーは、物事を認知する段階、判断する段階、行動する段階のいずれでも起こります。薬剤師業務におけるヒューマンエラーの例をあげると、「処方箋に記載された薬剤を見落として調剤する」、「患者の副作用情報などを見逃す」、「処方箋に記載された薬剤と異なる薬剤で調剤する」、「患者を間違えて薬を渡す」などがあります。

医療現場のいろいろな分野・部署でAI（artificial intelligence、人工知能）が導入されつつあります。現状、そのAIの利用により、医療事故の根源である間違いは、少しずつながらも減らせてきています。例えば、調剤鑑査においては、ここ数年で一包化された薬剤でもその薬剤が何であるかを問題なく判別する装置を含む鑑査システムが活用されるような状況になってきました。よって、調剤鑑査を行ってくれる装置を含む鑑査システムがあり、それをうまく使いこなせば、調剤鑑査における間違いは激減します。しかしながら、これはごく一部の例で、現在、「医療現場全ての分野・部署にくまなくそれに類するような技術が取り入れられ間違いが0となる」というような段階にはまだありません。

よって、ヒューマンエラーは、その全てをまだなくすことができないため、その発生率を減らす対策が必要です。この医療現場でのヒューマンエラー発生を減らす対策は、その本質を理解した上で行うことが必要です。本質を理解するには、ヒューマンエラーに対する知識をもつことと、発生した間違いの分析をすることが欠かせません。

ヒューマンエラーにおける人への対策

ヒューマンエラーに対する対策として、人に対する対策だけでは効果が限定的であることが知られています。

①間違いは、意識を高めることだけでは防げない

間違いは、人が注意すれば防ぐことができると考えがちですが、意識を高め注意をしてもその発生を防ぐことはできません。また、その作業に取り組む人の意識の状態によって、その発生率が異なることが知られています。間違いが少ない状態とは、「意識が鮮明であるものの、そのレベルが高すぎて興奮状態までにはない状態」とされています。すなわち、意識が鮮明で、かつ興奮していない状態で作業をすれば、間違いは極めて少ないといえます。しかし、意識の状態は、体調や環境の影響などさまざまな要素で変化していきます。よって、同じ意識の状態は継続すること

ができず、「注意することで良好な意識の状態を維持して間違いを減らす」ことはできません。これは、精神、根性、気合いなどで間違いが減らせるものでもないことを示しています。

②手順を守らない人の間違いは、一度教育することだけでは防げない

　現在の医療は、個別化の医療を推進する一方で、可能な業務については標準化する方向にあります。標準化するためには、その対象となる業務で手順を定め、それに従って作業を行うことが求められます。しかし、この「手順を知らない人」、「手順どおりにできない人」、「手順を守るつもりのない人」が作業をすれば、間違いが発生します。このような人に、教育を行い「知らない」、「できない」、「やらない」状況を改善することはできると考えられます。しかし、教育により改善しても、このような行動をとる人は時間の経過で元に戻ることがあります。教育には改善の効果はありますが、効果を持続させるには継続的に教育を行う必要があります。

　このように、人に対する対策では効果が限定的であるため、人以外の対策と組み合わせて対策を講じる必要があります。

安全を確保する物への対策

　今まで、人による間違いの発生と人の力による対策について述べてきました。人の力だけでは、間違いは予防することはできないため、物やそれが動作する方法による防止について述べます。

（1）スイスチーズモデル
　スイスチーズには穴が空いています（**図1**）。この穴の位置や形の違う複数のスイスチーズを重ね合わせると穴は埋まり、例えば光は通さなくなります。光を何かの間違いとすれば、異なった種類の対策を重ね合わせることで、通さなくすることができます。安全管理においては、このスイスチーズモデルの考え方、すなわちさまざまな対策を講じて間違いを防御することが重要視されています。

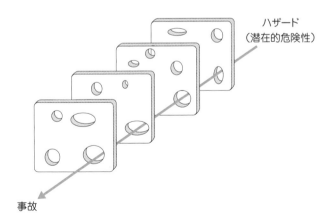

何枚かのスイスチーズの穴が重なるように、ハザード（潜在的危険性）と事故との間にある防御壁に生じた穴が一直線になると事故が起きる。

図1　スイスチーズモデル

（2）フールプルーフ

　ポカヨケ、ミス防止策などとも呼ばれます。フールプルーフは、人が作業を間違わないように多くの物がこの対策を講じられています。一般的なもので例をあげると、ドアが閉じていないと動かない電子レンジ、ロック解除ボタンを押さないと給湯ボタンを押しても湯が出ないポット、ブレーキを踏んでいないとかからない自動車のエンジンなどがあります。薬剤師業務に関係のあることで例をあげると、押してからでないと開かない薬剤の瓶の蓋、注射針には直接つながらない塩化カリウムが封入された注入器、隔壁を貫通させた後に隔壁未開通投与防止装置が外れ投与できるようになるTPN製剤などがあります。

（3）フェイルセーフ

　人は、前述のとおり間違える存在です。また、フールプルーフは全ての作業に適応できるものではありません。このため、間違ったときに大事に至らないように物やシステムを設計することがあります。これをフェイルセーフといいます。一般的なもので例をあげると、倒れると自動的にスイッチが切れる電気ストーブ、動作中にドアが開くと動かなくなる電子レンジ、置かれたフライパンなどが一定の温度以上になると止まるガスコンロなどがあります。薬剤師業務に関係のあることとしては、異物が混入すれば警告を発して動作を停止する自動分包機、正しい薬剤が正しい数量で存在していなければ警告を発する装置を含む鑑査システムなどがあります。

　　生じた間違い・事故の分析

　医療現場での間違いは、日本ではインシデント（もしくはヒヤリ・ハット）と呼ばれます。この間違いや事故が生じた場合、その分析は大変重要です。インシデントや軽微な事故の場合は大きな事故の防止、大きな事故の場合はそのような大きな事故の再発を防止する必要があります。事故防止、事故の再発防止のための分析方法として、4M4E分析法、PHARM-2E分析法、SHELLモデル及びRCA（根本原因分析法）を取り上げて解説します。

（1）4M4E分析法

　4M4E分析法は、事故の原因を整理し、対策を講じる方法として、医療現場や鉄道業界等で利用されています。事故の要因を表す4つのM、Man（人）、Machine（物・機械）、Media（環境）、Management（管理）と、事故の対策を表す4つのE、Education（教育・訓練）、Engineering（技術・工学）、Enforcement（強化・徹底）、Examples（模範・事例）で分類して、分析を行うものです。

　4M4E分析法は、マトリックス表（**図2**）を使って行います。マトリックス表には、まず、横軸に事故の具体的な要因を、人、物・機械、環境、管理に分類して記載します。その後、縦軸に前述の要因に対して考え得る対応策を、教育・訓練、技術・工学、強化・徹底、模範・事例の面から記載します。

	Man（人）	Machine（物・機械）	Media（環境）	Management（管理）
Education（教育・訓練）				
Engineering（技術・工学）				
Enforcement（強化・徹底）				
Examples（模範・事例）				

図2　4M4Eのマトリックス表

この表により、事故要因を分析した上で対策を立てることとなり、原因と対策をより明確に把握することができます。ここで分析された結果は、業務手順の改善に役立てたり、改善された業務手順を盛り込んだマニュアル作りに生かしたりすることができます。

(2) PHARM-2E分析法

公益社団法人日本薬剤師会では、調剤事故に対する分析の方法として、4M4E分析法を改変した方法であるPHARM-2E分析法を用いることを提唱しています。

➡ PHARM-2E分析法については、p.50参照

(3) SHELLモデル

何か重大なインシデントや事故が発生したとき、その原因を人は当事者である「人」に注目する傾向があります。その理由は、それがわかりやすいためです。しかし、人は当事者である人以外の環境に影響を受けており、環境もまたその当事者である人に影響を受けています。そのため、問題が発生した場合には、その両面から分析をしなければなりません。この関係の分析をするために英国の大学教員であったE Edwardsが、SHELモデル（**図3**）という分析のモデルを開発しました。この後、KLMオランダ航空の機長であるFH Hawkinsによって、実用的なSHELLモデルへと発展し利用されるようになりました。

SHELLモデルは、中央の当事者L（Liveware、当事者）とそれを取り巻く環境S（Software、作業標準・作業指示・教育訓練）、H（Hardware、機械・道具・設備）、E（Environment、温度・湿度・照明・騒音など作業環境）、下部のL（Liveware、上司や同僚など人的な要素）との関係から事故を分析する手法です。SHELLモデルが普及した後もさまざまなバリエーションが生じ、経営方針、安全管理など管理の状況（m：management）を加えたmSHELLモデル、さらにこれに患者の状況（P：Patient）を加えたP-mSHELLモデルなどもあります。

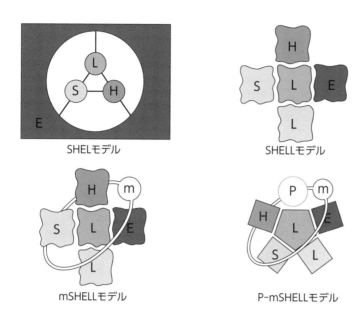

SHELモデル

SHELLモデル

mSHELLモデル

P-mSHELLモデル

図3　SHEL モデル・SHELL モデルとバリエーション

（4）RCA（根本原因分析法）

　RCA（root cause analysis）は、事故が発生した際にその事象を引き起こした直接的な原因だけでなく、事象を発生させるに至った要因まで追及し、再発防止策を策定するための分析手法です。RCAは医療安全における分析方法として、多くの医療機関に浸透しています。その理由はインシデントやアクシデントへの対策として、根本的な改善を行えると考えられているためです。

　RCAにはいくつもの手法がありますが、日本では、「なぜなぜ分析」がよく用いられています。この方法は、「なぜ」という問いかけを繰り返し行うことで、背景にある根本原因を探る方法です。事故が発生した際、ヒューマンエラーによる偶発的な事故であった場合があるとします。このヒューマンエラーに体調不良が関わっていたとすれば、体調不良による休暇が取りにくい職場環境など背景の問題が浮かび上がる可能性があります。このようにさまざまな背景を含む要因まで遡った分析が行えるという特徴をもっています。

（天野 学）

1-4 医療事故情報収集等事業、薬局ヒヤリ・ハット事例収集・分析事業

 はじめに

〈 実務でのポイント 〉

　医療事故やヒヤリ・ハットの事例を報告する全国的な制度として、医療事故情報収集等事業と薬局ヒヤリ・ハット事例収集・分析事業を紹介します。これらの事業は、事例を収集して分析・提供することにより、医療機関や薬局が医療安全対策に有用な情報を共有するとともに、国民に対して情報を提供することを通じて、医療安全対策の一層の推進を図ることを目的としています。両事業の運営は、中立的第三者機関である公益財団法人日本医療機能評価機構医療事故防止事業部が行っています。そして、情報を匿名化して取り扱うこと、懲罰的な取り扱いをしないことを基本的な考え方として、報告しやすい環境の中で多くの事例を収集し、広く社会に情報を提供しています。

▶医療事故：医療行為によって引き起こされた有害事象。
▶医療過誤：医療事故のうち医療者に過失があるもの。

 医療事故情報収集等事業

(1) 概要

　医療事故情報収集等事業は2004年（平成16年）に開始され、医療機関から医療事故情報やヒヤリ・ハット事例を収集し、分析して情報提供を行っています。医療事故情報を報告する医療機関には、法令により報告が義務づけられている医療機関と任意参加の医療機関があります。ヒヤリ・ハット事例を報告する医療機関は、すべて任意参加です。

　本事業への報告は、Web上の専用の報告画面に各医療機関の医療安全の担当者が入力する方法で行われています。医療事故情報として報告する事例の範囲には、「医療機関内における事故の発生の予防及び再発の防止に資する事例」が含まれており、過誤の有無や患者への影響の大きさにかかわらず、医療安全のためになる事例であれば、医療事故情報として報告することができます。このように、幅広い領域のさまざまな影響度の事例を多数収集して情報提供していることが、この事業の特徴です。

●院内で報告されたインシデントレポートを基に、医療機関から本事業への報告が行われている。まず、院内での報告を適切に行うことが必要である。

(2) 提供している情報
①報告書・年報
　本事業では、報告書（年4回）や年報を作成し、参加医療機関に送付するとともに医療事故情報収集等事業のWebサイト[1]で公表しています。報告書には、事例の集計報告や、テーマを設定した分析を掲載しています。薬剤に関連したテーマも多数取り上げています（**表1**）。

表1　薬剤に関連した分析テーマの例

報告書	分析テーマ
第53回	・錠剤の粉砕に関連した事例
第54回	・小児へ投与する薬剤に関連した事例①
第55回	・小児へ投与する薬剤に関連した事例②
第56回	・G-CSF製剤の誤った投与に関連した事例
第57回	・検査・処置時の鎮静に使用する薬剤の投与量やタイミングを誤った事例
第58回	・院外処方に関連した事例 ・電子カルテ・オーダリングシステムを用いた薬剤アレルギーの情報共有に関連した事例①
第59回	・電子カルテ・オーダリングシステムを用いた薬剤アレルギーの情報共有に関連した事例②

②医療安全情報

医療安全情報は、A4判2枚程度のコンパクトな内容（**表2、図1**）で、現場の忙しい医療従事者が活用しやすい情報として、毎月1回提供しています。医療安全情報は、本事業に参加している医療機関やFAX配信を希望した病院など約6,000の医療機関に送付しており、これは日本の病院の約7割に相当します。Webサイト[1]にも掲載していますので、スマートフォンやタブレット端末でも手軽に閲覧できます。

表2　薬剤に関連した医療安全情報の例

No.	内容
No.134	清潔野における消毒剤の誤った投与
No.140	腫瘍用薬の総投与量の上限を超えた投与
No.143	処方内容の未修正による再処方時の誤り
No.145	腎機能低下患者への薬剤の常用量投与
No.149	薬剤の中止の遅れによる手術・検査の延期
No.156	鎮静に使用する注射薬の誤投与

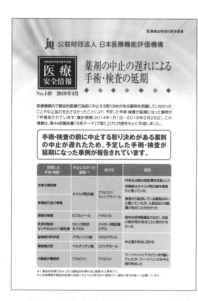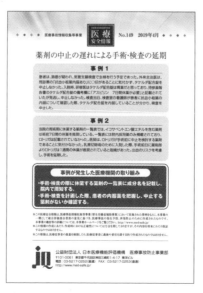

図1　医療安全情報No.149「薬剤の中止の遅れによる手術・検査の延期」

③事例検索

　2010年（平成22年）から、報告された全ての医療事故情報と一部のヒヤリ・ハット事例をWebサイト[1] の「事例検索」で公表しています。報告された事例は、医療機関、医療安全の研究者、医薬品・医療機器の製造販売業者、行政機関や関係団体などに活用されています。

◆ 薬局ヒヤリ・ハット事例収集・分析事業

（1）概要

　薬局ヒヤリ・ハット事例収集・分析事業は2009年（平成21年）に開始され、任意で参加している薬局から事例を収集し、分析して情報提供を行っています。対象としているのは、薬局で発生した、又は発見した事例で、以下のような事例を収集しています。

　　・調剤に関するヒヤリ・ハット事例
　　・疑義照会及び処方提案に関する事例
　　・特定保険医療材料に関する事例
　　・一般用医薬品等の販売に関する事例

　疑義照会及び処方提案に関する事例として、薬剤師が処方医に問合せや情報提供を行って処方が変更された結果、患者の健康被害が防げた事例や、医師の意図した薬効が得られないことが防止できた事例が多数報告されています。このように、患者の薬物療法の安全性・有効性の向上につながる薬学的管理・指導の参考になる事例を報告し、多施設で共有することが重要です。

●疑義照会や処方提案の事例は、処方された内容に対して薬剤師がどのように行動したか、その結果どのように処方が変更されたかがわかるように報告する。

（2）提供している情報

　本事業は、報告された事例をもとに、報告書や年報、「事例から学ぶ」、「共有すべき事例」などを作成して公表しています。

①報告書

　報告書（年2回）には、事業参加薬局数や報告件数などの集計結果とともに、報告事例からテーマを設定して分析した内容を掲載しています（**表3**）。

②事例から学ぶ

表3　分析テーマの例

報告書	分析テーマ
第19回	・剤形変更に関連した処方提案に関する事例 ・医薬品の販売に関する事例 ・「共有すべき事例」の再発・類似事例〈配合薬の重複処方に関する疑義照会の事例〉
第21回	・妊婦に禁忌の薬剤に関する疑義照会の事例 ・「共有すべき事例」の再発・類似事例〈薬袋の記載間違いに関する事例〉

　「事例から学ぶ」（**図2**）は、分析テーマごとに代表的な報告事例とポイントをまとめています。薬局や医療機関での教育や研修に活用できるように、薬局ヒヤリ・ハット事例収集・分析事業のWebサイト[2] からダウンロードすることができます。

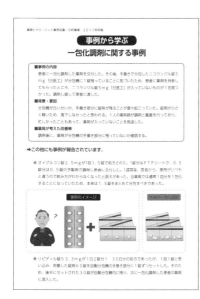
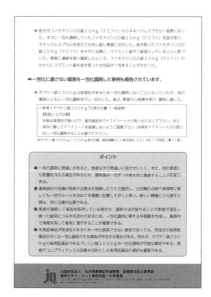

図2　事例から学ぶ「一包化調剤に関する事例」（2017年年報）

③共有すべき事例

特に広く医療安全対策に有用な情報として共有することが必要と思われる事例を、「共有すべき事例」として選定し、事例のポイントを加えて、毎回3事例程度をWebサイト[2]に掲載しています。「共有すべき事例」の検索画面から、キーワードを入力して検索することもできます。

④事例検索

報告された事例は、医療安全推進のため、Webサイト[2]の「事例検索」で公表しています。「事例検索」は医薬品の製造販売企業にも活用されており、名称類似による薬剤取り違え防止について注意喚起する文書に引用されています。

 おわりに

医療事故を防止するためには、事例を共有し、事例から学ぶことが重要です。医療事故情報収集等事業や薬局ヒヤリ・ハット事例収集・分析事業には多くの事例の報告があるため、自施設では経験したことのない事例や、数年に一度しか起こらない事例であっても共有することができます。また、他施設の事例を知ることで、同様の事例が発生しないようにあらかじめ防止対策を講じることや、他施設ではどのような改善策を立てているか参考にすることができます。両事業が提供する情報を、医療機関や薬局でぜひ活用していただきたいと思います。

●文献
1）公益財団法人日本医療機能評価機構：医療事故情報収集等事業（http://www.med-safe.jp/）
2）公益財団法人日本医療機能評価機構：薬局ヒヤリ・ハット事例収集・分析事業（http://www.yakkyoku-hiyari.jcqhc.or.jp/）

（坂口 美佐）

1-5 医薬品の副作用と安全対策

 過去の薬害とその教訓　　　　　　　　　　　　　　〈実務でのポイント〉

（1）過去の薬害

①サリドマイド事件

　サリドマイド（鎮静催眠薬等）を妊娠初期に服用した母親から四肢等に重い障害を受けた子供が出生した事件です。1957年（昭和32年）にサリドマイドが日本で製造許可されました。1961年（昭和36年）に西ドイツ小児科学会でサリドマイドによる重症四肢奇形児が報告され、1962年（昭和37年）にサリドマイドは出荷停止、1964年（昭和39年）に回収となりました。この事件を契機に行政は、1967年（昭和42年）に、薬事承認申請に必要な資料の範囲を明示し、妊娠動物による試験の資料等の添付を義務化しました。また、行政指導による製薬企業から厚生省（当時）への副作用報告制度が開始され、モニター医療機関からの医薬品副作用モニター制度が開始されました[1]。

▶当時サリドマイドはイソミンという商品名で販売されていた。現在は、サレド®という商品名で、安全管理のもと再発又は難治性の多発性骨髄腫等に用いられている。

●サリドマイド事件を踏まえて副作用報告制度が開始された。

②スモン事件

　キノホルム（整腸薬）を服用したことにより、SMON（亜急性脊髄視神経症、subacute myelo-optico-neuropathy）に罹患した事件です。1953年（昭和28年）にキノホルムは日本で製造許可されました。1955年（昭和30年）頃から神経炎、下半身麻痺症状の患者が発生しましたが、原因はわかりませんでした。1970年（昭和45年）に疫学的調査によりスモンの発生はキノホルムに関係があることがわかり、同年に販売が中止になりました。この事件より1971年（昭和46年）には行政指導による副作用報告の対象が、新医薬品から既存の医薬品まで拡大され、1979年（昭和54年）には製薬企業に対して副作用報告が義務化となりました。また、医薬品の副作用に対し被害救済を迅速に対応するために、1980年（昭和55年）に「医薬品副作用被害救済制度」が創設されました[1]。

▶SMON：しびれ、歩行困難、視力障害等の症状を呈する。

●サリドマイド事件やスモン事件を踏まえて医薬品副作用被害救済制度が創設された。

③HIV事件

　米国で採血された血液を原料として製造された非加熱の血液凝固因子製剤の投与を受けたことで、血友病治療中の患者等が、これに混入していたHIV（ヒト免疫不全ウイルス）に感染した事件です。1982年（昭和57年）に米国で血友病のエイズ（AIDS、後天性免疫不全症候群）患者の最初の症例が報告されました。1985年（昭和60年）には、日本で加熱処理の血液凝固因子製剤が承認され、1988年（昭和63年）までに非加熱製剤は回収されました[1]。

④クロイツフェルト-ヤコブ病（CJD：Creutzfeldt-Jakob disease）事件

　脳外科手術においてCJDの病原体（プリオンタンパク）に汚染されたヒト乾燥硬膜（ドイツからの輸入品）の移植を受けた患者がその後CJDを発症した事件です。1987年（昭和62年）に米国疾病予防センターが硬膜移植患者のCJDの最初の症例を発表し、同年に製造業者は不活化処理を導入しました。1996年（平成8年）に緊急全国調査で硬膜とCJDの疫学的関係が明らかになり、同年に医療機関

▶CJD：脳神経細胞の機能が障害され急速に認知症が進行する。

在庫の未処理品の回収指示が行われました。

　これらの感染症という新たな問題に対して、1996年（平成8年）の薬事法改正にて、感染症の症例に対しても報告が義務化されました。また、外国で保健衛生上の危害の発生等の防止措置（製造・販売の中止、回収等）がとられた場合の報告も義務化されました[1]。

⑤ソリブジン事件

　1993年（平成5年）、ソリブジン（帯状疱疹治療薬）が承認された直後から、ソリブジンとフルオロウラシル系抗悪性腫瘍薬との併用により、重篤な血液障害が発生しました[1]。この事件を踏まえ1994年（平成6年）に厚生大臣（当時）の私的諮問機関として「医薬品安全性確保対策検討会」が設置され、医薬品の治験から承認審査、市販後調査に至るまでの総合的な安全確保対策が検討されました[2]。1996年（平成8年）の薬事法改正にて、「医薬品の市販後調査の基準に関する省令」が制定され、2001年（平成13年）には、製造販売業者等が、販売を開始した後の6か月間、診療において、医薬品の適正な使用を促し、重篤な副作用症例等の発生を迅速に把握するために行う「市販直後調査」が施行されました[3]。

●ソリブジン事件を踏まえて市販直後調査が開始された。

(2) 今後の安全対策へ向けて

　厚生労働省では「薬害エイズ事件」の反省から、血液製剤によるHIV感染のような医薬品による悲惨な被害を再び発生させることのないように、その決意を銘記した「誓いの碑」（図1）が、1999年（平成11年）8月24日、厚生労働省の正面玄関前に設置されました[4]。

　これまでのように薬害が起こってから安全対策を進展させるのではなく、今後は、医薬品等の新規開発と同時に市販後の副作用対策も検討する、レギュラトリーサイエンスに基づいた予測・予防型の安全対策がより重要になってきます。

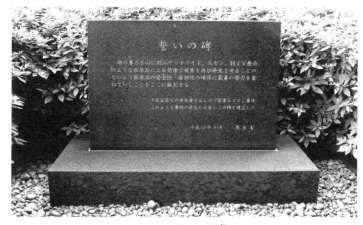

図1　誓いの碑[4]

命の尊さを心に刻みサリドマイド、スモン、HIV感染のような医薬品による悲惨な被害を再び発生させることのないよう医薬品の安全性・有効性の確保に最善の努力を重ねていくことをここに銘記する
千数百名もの感染者を出した「薬害エイズ」事件　このような事件の発生を反省しこの碑を建立した

平成11年8月　厚生省

医薬品副作用被害救済制度

　「医薬品副作用被害救済制度」は、医薬品等（薬局等で購入したものも含む）を適正に使用したにもかかわらず発生した副作用による健康被害を受けた人に対して、医療費等の給付を行い、被害を受けた人の迅速な救済を図ることを目的として、1980年（昭和55年）に創設された公的な制度です。また、2004年（平成16年）4月からは、生物に由来する原料や材料を使って作られた製品による感染

●医薬品等の副作用による健康被害を受けた人に対して医療費等を給付する医薬品副作用被害救済制度がある。

等の健康被害について救済する「生物由来製品感染等被害救済業務」を開始し、さらに2014年（平成26年）11月25日からは再生医療等製品がこれら制度の対象となりました。独立行政法人医薬品医療機器総合機構（PMDA：Pharmaceuticals and Medical Devices Agency）は、健康被害を受けた本人（又は遺族）等から給付の請求があった健康被害について、請求内容の事実関係の調査・整理（請求内容の事実関係調査、症例経過概要表の作成、調査報告書の作成等）を行っています。その健康被害が医薬品等の副作用によるものかどうか、医薬品等が適正に使用されたかどうか等の医学・薬学的な判定の申し出を厚生労働大臣に行い、厚生労働大臣はPMDAからの判定の申し出に応じ、薬事・食品衛生審議会（副作用・感染等被害判定部会）に意見を聴いて判定することとされています。PMDAは、厚生労働大臣による医学・薬学的判定に基づいて給付の支給の可否を決定します。なお、この決定に対して不服がある請求者は、厚生労働大臣に対して審査を申し立てることができます[5]（**図2**）。

●健康被害を受けた本人（又は遺族）等からPMDAに給付を請求する。

▶有害事象：医薬品の使用と時間的に関連のある、あらゆる好ましくない、意図しないあらゆる徴候（例えば、臨床検査値の異常）、症状又は疾病のことであり、当該医薬品との因果関係の有無は問わない。

▶副作用：医薬品に対する有害で意図しない反応。有害事象のうち当該医薬品との因果関係が否定できないもの。

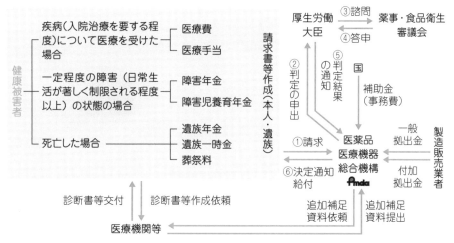

医薬品副作用被害救済制度：1980年（昭和55年）5月1日以降に使用された医薬品による副作用
生物由来製品感染等被害救済制度：2004年（平成16年）4月1日以降に使用された生物由来製品を介した感染等
※救済給付の決定に不服があるときは、厚生労働大臣に対し、審査申し立てをすることができる。

図2　救済制度の仕組みと請求の流れ

医薬品リスク管理計画

　医薬品の安全性の確保を図るためには、開発の段階から市販後に至るまで常にリスクを適正に管理する方策を検討することが重要です。医薬品リスク管理計画（RMP：Risk Management Plan）は、市販後に医薬品を適正に使用するために、そのリスク管理を1つの文書にわかりやすくまとめ（リスク管理の「見える化」）、調査・試験やリスクを低減するための取組の進捗にあわせて、又は、定期的に確実に評価が行われるようにするものです。RMPとは個別の医薬品ごとに、①重要な関連性が明らか又は疑われる副作用や不足情報（安全性検討事項）、②市販後に実施される情報収集活動（医薬品安全性監視活動）、③医薬品のリスクを低減

●RMPはリスク管理を1つの文書にわかりやすくまとめ、リスク管理の「見える化」をしている。

するための取組（リスク最小化活動）をまとめた文書で、患者の副作用モニタリングで活用できるツールの1つです。

①安全性検討事項は、開発の段階の情報等を基に、個々のリスク（副作用等）について医薬品との関連性から「重要な特定されたリスク」、「重要な潜在的リスク」、「重要な不足情報」に分別されます。②医薬品安全性監視活動と③リスク最小化活動には、「通常」と「追加」の2種類の活動があり、通常の活動とは全ての医薬品に共通して製造販売業者が実施する活動のことで、追加の活動とは医薬品の特性を踏まえ個別に実施される活動のことです。

②医薬品安全性監視活動での通常の活動は副作用情報の収集であり、追加の活動は市販直後調査、使用成績調査、製造販売後臨床試験等での情報収集活動が該当します。③リスク最小化活動の通常の活動は添付文書や患者向医薬品ガイド等による情報提供などであり、追加の活動は市販直後調査による情報提供、適正使用のための資材の配布、使用条件の設定等が該当します。RMPでは、医薬品のそれぞれの「リスク」に対して、安全性検討事項の関係性を示した理由が記載され、そのリスクに対して実施する医薬品安全性監視活動とリスク最小化活動を記載しています。RMPは定期的に見直しがなされ、活動の変更があれば随時修正され、医薬品が使用される限り適切なRMPで運用されるものになります[6]（**図3**）。

● RMPは患者の副作用モニタリングに活用できるツールである。

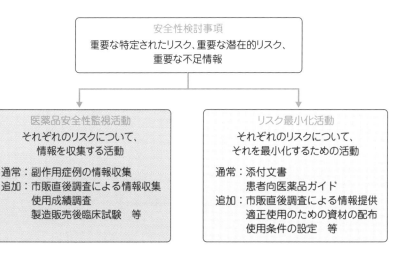

図3　医薬品リスク管理計画（RMP）の概要

●文献
1) 厚生労働省：第6回薬害肝炎事件の検証及び再発防止のための医薬品行政のあり方検討委員会　資料5の参考資料，平成20年10月27日．（https://www.mhlw.go.jp/shingi/2008/10/dl/s1027-16h_0001.pdf）
2) 医薬品の臨床試験の実施の基準（GCP）の内容（中央薬事審議会答申），中薬審第40号，平成9年3月13日．
3) 厚生労働省：医薬品・医療用具等安全性情報No.170，2001．
4) 厚生労働省：誓いの碑（https://www.mhlw.go.jp/seisakunitsuite/bunya/kenkou_iryou/iyakuhin/chikainohi/）
5) 独立行政法人医薬品医療機器総合機構：医薬品副作用被害救済制度に関する業務（https://www.pmda.go.jp/relief-services/adr-sufferers/0001.html）
6) 独立行政法人医薬品医療機器総合機構：医薬品リスク管理計画（RMP：Risk Management Plan）（https://www.pmda.go.jp/safety/info-services/drugs/items-information/rmp/0002.html）

（岸　達生）

1-6 日本薬剤師会の安全対策

はじめに

〈実務でのポイント〉

　1999年（平成11年）、消毒薬を誤って注入し患者が死亡する医療事故や、患者を取り違えて手術する医療事故が発生しました。医療機関における医療事故が相次ぎ、適切な対応を求める国民の声が高まったことなどから、厚生労働省は2000年（平成12年）頃より医療安全対策を強化しました。

　厚生労働省は2002年（平成14年）4月に「医療安全推進総合対策」をまとめ、公表し、さらに2005年（平成17年）には「今後の医療安全対策について」の報告書をまとめ、医療事故を未然に防止するために必要な対策などを提言しています。

　公益社団法人日本薬剤師会では、このような国の医療安全対策にのっとり、**表1**のような取組を実施しており、また近年は調剤事故防止のための安全対策のみならず、医薬品の適正使用に向けた取組にも力を入れています。主なものを以下に紹介します。日本薬剤師会では今後とも、現場で役立つ資材を作成し、提供していきたいと考えています。

●医療機関・薬局における医薬品による医療事故は多く、また、患者に及ぼす影響が大きいことから、医薬品の取扱いに関連する安全性への取組は個人及び組織において最優先すべき事項である。

表1　日本薬剤師会の主な取組

年	主な取組
2001年 （平成13年）	・「薬局・薬剤師のための調剤事故防止マニュアル」を作成し、全会員へ配付 ・薬剤師会における「調剤事故報告制度」を開始
2002年 （平成14年）	・「調剤事故防止検討会」（現 DI・医療安全・DEM委員会）を設置
2003年 （平成15年）	・「薬局・薬剤師のための調剤事故発生時の対応マニュアル」を作成 ・「薬剤師が知っておきたい医療安全に関する法律の基礎知識」を作成
2005年 （平成17年）	・「新任薬剤師のための調剤事故防止テキスト」を作成 ・「インスリン製剤に関する調剤事故防止対策」*をまとめる ・薬剤師会における「調剤事故、調剤過誤等」の定義を改定* ・「薬剤師会における調剤事故報告制度」*を再周知
2006年 （平成18年）	・「薬局・薬剤師のための調剤事故防止マニュアル」を改訂
2007年 （平成19年）	・「薬局における医療安全管理指針のモデル」*と『「医薬品の安全使用のための業務手順書」作成マニュアル（薬局版）』*をまとめ公表
2009年 （平成21年）	・「薬局におけるハイリスク薬の薬学的管理指導に関する業務ガイドライン（第1版）」を作成
2011年 （平成23年）	・「薬局におけるハイリスク薬の薬学的管理指導に関する業務ガイドライン（第2版）」*を作成 ・「薬局・薬剤師のための調剤事故防止マニュアル」を改訂
2012年 （平成24年）	・「新任薬剤師のための調剤事故防止テキスト（第2版）」*を作成

2014年 （平成26年）	・「薬局・薬剤師のための調剤行為に起因する問題・事態が発生した際の対応マニュアル」*を作成 ・「薬局・薬剤師のための医療安全に係る法的知識の基礎」を作成
2016年 （平成28年）	・「小児における医薬品等誤飲防止のための啓発ポスター及びチラシ」*を作成 ・「薬局ヒヤリ・ハット事例収集分析事業啓発チラシ」*を作成
2017年 （平成29年）	・中高生向け小冊子「くすりは正しく使ってこそくすり！」*をくすりの適正使用協議会と共同制作
2018年 （平成30年）	・「薬局・薬剤師のための医療安全に係る法的知識の基礎（第2版）」*作成
2019年 （令和元年）	・「薬局薬剤師業務での医薬品リスク管理計画（RMP）の活用について」*を作成

（＊：日本薬剤師会 Web サイト[1] からダウンロード可能）

 ## 調剤事故防止のための安全対策

（1）「薬局・薬剤師のための調剤行為に起因する問題・事態が発生した際の対応マニュアル」の作成

　万が一、調剤事故を起こしてしまった際の患者・家族や医療機関などへの対応や留意点を、薬局・薬剤師向けにわかりやすくまとめた「薬局・薬剤師のための調剤事故発生時の対応マニュアル」を、2003年（平成15年）に作成しました。その後、後発医薬品の使用促進による一般名処方の増加、薬物療法の高度化による薬局におけるヒヤリ・ハット事例の増加が見られることから内容を再検討し、2014年（平成26年）に「薬局・薬剤師のための調剤行為に起因する問題・事態が発生した際の対応マニュアル」を作成しました。

●調剤事故を起こさない手順や対策が必要であるが、起きた場合は遅滞なく対処できるよう一連のマニュアルや手引きはわかりやすく整理しておく。

（2）「薬局・薬剤師のための医療安全に係る法的知識の基礎」の作成

　近年、消費者の権利意識が高まっていることなどから、今後、薬剤師に関する法的な紛争が増加することが予想されますが、トラブル時に各事案に即した適切な対応をとるためには、基本的な法的知識を理解することが必要です。

　日本薬剤師会では2003年（平成15年）に、薬剤師が負っている法的責任を、実際の判例や法文とともにわかりやすく解説した「薬剤師が知っておきたい医療安全に関する法律の基礎知識」を作成しました。その後、医療安全に関して、薬剤師、薬局開設者、管理薬剤師等がそれぞれの立場で理解しておかなければならない基礎的な法的知識を簡潔に説明した「薬局・薬剤師のための医療安全に係る法的知識の基礎」を2014年（平成26年）に作成しました。さらに、2015年（平成27年）に厚生労働省が公表した「患者のための薬局ビジョン」において「かかりつけ薬剤師としての役割の発揮に向けて」として「対物業務から対人業務へ」との方向性が示され、対物業務のみならず対人業務に関する法的な理解が必要とされるようになったことから内容の見直しを行い、「薬局・薬剤師のための医療安全に係る法的知識の基礎（第2版）」を2018年（平成30年）に作成しました。

（3）薬剤師会における「調剤事故報告制度」の実施

　会員の薬局・薬剤師が調剤事故を起こした場合に、都道府県薬剤師会を通じて日

本薬剤師会に報告を提出する制度を2001年（平成13年）4月から実施しています。実際に発生した調剤事故の内容を把握し、会員に情報提供することで再発防止に役立てることなどが目的です。

　同制度については、2005年（平成17年）に日本薬剤師会における「調剤事故・調剤過誤等の定義」を改定したことを踏まえ、会員に対し再度周知しています。

➡調剤事故・調剤過誤等の定義については、p.47参照

（4）「薬局・薬剤師のための調剤事故防止マニュアル」の作成

　薬局や医療機関における調剤事故防止対策の構築を目的に、2001年（平成13年）に「薬局・薬剤師のための調剤事故防止マニュアル」を作成し、日本薬剤師会雑誌（2001年4月号）の別冊として全会員に配付しました。

　マニュアルでは、実際の調剤事故事例やその防止に向けた具体的な対策の紹介、事故の原因となった医薬品の特徴（名称、薬効分類、剤形）の分析等を掲載しています。マニュアルは2006年（平成18年）と2011年（平成23年）に内容の見直しを行い、薬事日報社より発行しました。

●他の薬局で起こった調剤事故を理解することで、その予防や対策をあらかじめ準備することができる。

（5）「新任薬剤師のための調剤事故防止テキスト」の作成

　調剤事故を防止する上で基本となるポイントを、薬局、医療機関の薬局それぞれのケースについてわかりやすくまとめた新任薬剤師向けのテキストを2005年（平成17年）に作成し、その後、内容を見直し2012年（平成24年）に「新任薬剤師のための調剤事故防止テキスト（第2版）」を作成しました。

●初めて調剤を行う薬剤師が、医療安全の重要性と事故防止の基本的な考え方、行動を学ぶことは何をおいても重要である。

（6）「薬局における安全管理体制の整備」に対する支援

　2006年（平成18年）6月の薬事法改正により、2007年（平成19年）4月1日より薬局の開設者には「薬局における安全管理体制の整備」が義務づけられました。日本薬剤師会では、これを支援するものとして、①個々の薬局で容易に利用できるよう工夫した「医療安全管理指針」のモデルと、②各薬局において「医薬品の安全使用のための業務手順書」を作成する際に参考となるマニュアルを作成し、日本薬剤師会雑誌（2007年4月号）の別冊として全会員に配付しました。

　その後、医療安全に係る法令改正や医薬品の安全使用を取り巻く環境が変化していることに伴い、平成29年度厚生労働科学特別研究事業「医薬品の安全使用のための業務に関する手順書の策定に関する研究」において、2007年（平成19年）の『「医薬品の安全使用のための業務手順書」作成マニュアル』が見直され、『「医薬品の安全使用のための業務手順書」作成マニュアル（平成30年改訂版）』が2018年（平成30年）に公表されました。日本薬剤師会では現在、平成30年改訂版に即した内容とすべく、『「医薬品の安全使用のための業務手順書」作成マニュアル（薬局版）』の改訂作業を行っており、今後公表する予定です。

●一般名処方の普及や後発医薬品の使用が増えるなど、安全に調剤するための留意点が増えている。

🔷 医薬品適正使用への取組

（1）「薬局におけるハイリスク薬の薬学的管理指導に関する業務ガイドライン」の作成

　薬剤師には、医薬品に関わる医療事故防止の観点から、患者の安全対策、特に副

作用及び医薬品に関わる被害の防止に向けて、より具体的かつ積極的な取組が求められています。特に安全管理が必要な医薬品（ハイリスク薬）を使用する患者に対しては、個々の生活環境や療養状況に応じた適切な服薬管理や服薬支援を行うことが欠かせません。そこで日本薬剤師会では、薬局・薬剤師向けにハイリスク薬の薬学的管理指導を実施する上で必要な標準的な業務を示した「薬局におけるハイリスク薬の薬学的管理指導に関する業務ガイドライン（第1版）」を2009年（平成21年）に策定しました。

その後、内容を充実させるための改訂作業を行い、2011年（平成23年）に「薬局におけるハイリスク薬の薬学的管理指導に関する業務ガイドライン（第2版）」を策定しました。第2版では、各薬剤の薬学的管理指導における注意事項について、共通する項目を「共通する5項目」としてまとめ、これを基本として、患者が十分な自己管理が行えるよう教育・指導すること及びそのことの重要性について触れました。また、薬物動態学的な視点も取り入れました。

(2)「DEM（Drug Event Monitoring）事業」の実施

日本薬剤師会は、薬局が医薬品の適正使用に一層貢献することを目的として、2002年度（平成14年度）からDEM事業を実施しています。DEM（薬剤イベントモニタリング、Drug Event Monitoring）とは、薬剤を使用した患者に発現したイベントを薬剤師の視点で把握し、それを収集・解析することです。

本事業を毎年実施することにより、医薬品の安全対策の観点からは、①医薬品医療機器等法第68条の10第2項において、薬剤師に副作用等報告の義務が課せられていること等を踏まえ、薬剤師会が地域の薬局から副作用等の情報を迅速かつ的確に収集するための基盤を整備すること、②参加した薬局に有益な事業成果をもたらすこと、③市販直後調査や臨床試験等に薬局が参加するようになった場合に、薬局が十分に対応できるための能力を養成しておくこと、の充実を図りたいと考えています。

2018年（平成30年）に実施したDEMでは、全国6,218軒の薬局から119,692名の患者に協力いただきました。

● 2017年度（平成29年度）のDEM事業からは長期投与が可能となった新薬のイベント発現の調査に範囲が拡大した。

(3)「薬局薬剤師業務での医薬品リスク管理計画（RMP）の活用について」

医薬品リスク管理計画（RMP：Risk Management Plan）は、製薬企業が厚生労働省、独立行政法人医薬品医療機器総合機構の指導の下、医薬品の開発から市販後まで一貫したリスク管理を1つの文書にわかりやすくまとめたもので、市販後の安全対策の一層の充実強化を図ろうとするものです。薬局においてこのRMPの活用を進めるために、「薬局薬剤師業務での医薬品リスク管理計画（RMP）の活用について」を2019年（令和元年）に作成しました。

⇒ RMPについては、p.33参照

(4)「小児における医薬品等誤飲防止のための啓発ポスター及びチラシ」の作成

消費者安全調査委員会の調査等において、子供による医薬品の誤飲事故が多く発生していることが報告されており、中には入院に至るような重い中毒症状を呈すると考えられる向精神薬等の誤飲の発生も認められています。そこで、「小児における医薬品等誤飲防止のための啓発ポスター及びチラシ」を2016年（平成28年）

に作成し、ポスターを会員に配布するとともに、ポスター及びチラシを日本薬剤師会Webサイトに掲載しました。

（5）中高生向け小冊子「くすりは正しく使ってこそくすり！」の作成

　日本薬剤師会と一般社団法人くすりの適正使用協議会は、2006年（平成18年）よりくすり教育分野での連携を開始し、2012年（平成24年）には合同検討会を設置して、効果的な児童・生徒へのくすり教育のあり方について検討を重ねてきました。2015年（平成27年）からは、中学校・高等学校において学習指導要領に基づいて行われている保健授業、保健指導や特別活動などのくすり教育の中で、教科書と併用できる中高生向け小冊子の検討を開始し、中高生向け小冊子「くすりは正しく使ってこそくすり！」を2017年（平成29年）に公表しました。

●文献
1）公益社団法人日本薬剤師会（https://www.nichiyaku.or.jp）

（島田　光明）

1-7 日本病院薬剤師会の安全対策

〈実務でのポイント〉

 はじめに

　薬剤師は適切な薬学的管理を行い、良質かつ安全な薬物療法を提供することによって、薬の専門職としての職責を果たす必要があります。特に医療安全における薬剤師の責任と役割は重くなり、近年も医薬品に関わる重大な事故が発生しており、薬剤師として常に医療安全・患者安全を担保することを前提とした医療の質の向上に貢献することを念頭に置く必要があります。また、自施設のみならず、地域における医療安全を確保するために薬局ほか他施設との地域連携を視野に入れた業務にも対応できる体制づくりを、さらに進める必要があります。

日本病院薬剤師会の安全対策

　一般社団法人日本病院薬剤師会の医療安全対策は、安心・安全で質の高い医療提供のため、医薬品の適正使用の実践と医療安全のさらなる推進を図ることを目的として、（1）～（6）について取り組んでいます。

（1）医薬品の適正使用に関する最新の情報の管理、提供体制を充実することにより、各施設における効果的な安全対策を推進し、重篤な副作用、薬害の防止を図る

　医薬品の適正使用のための提供体制を充実させるために再発防止型安全対策の観点から、医療事故調査等支援団体[1]となっており、新たな情報収集管理をするべき死亡事故事例を集積し総括的にとりまとめられた「医療事故の再発防止に向けた提言」の周知啓発に努めています（**表1**）。あわせて、効果的な安全対策として、予測・予防型の安全対策の実践推進の観点から、医療現場における安全性情報の一層の有効活用を推進し、副作用等の回避を図ることを目的として、2007年度（平成19年度）より「医薬品安全使用実践推進事業」[2]に参画しています。この事業で推進される「重篤副作用疾患別対応マニュアル」[3]は、2005年度（平成17年度）から2010年度（平成22年度）にかけて、学術論文、各種ガイドライン、厚生労

●重篤副作用疾患別対応マニュアルを実務でどう活用しているかを確認する。

表1　医療安全と医薬品情報の最新情報の代表例

医療安全情報源	医薬品情報源
・法令、省令、通知（厚生労働省） ・PMDA医療安全情報（PMDA、医薬品医療機器総合機構） ・医療安全情報（日本医療機能評価機構） ・医療事故の再発防止に向けた提言〔日本医療安全調査機構（医療事故調査・支援センター）〕	・審査報告書（PMDA、医薬品医療機器総合機構） ・添付文書（製造販売業者） ・インタビューフォーム（製造販売業者） ・緊急安全性情報等（製造販売業者） ・RMP（製造販売業者）

働科学研究事業報告書、独立行政法人医薬品医療機器総合機構（PMDA）の保健福祉事業報告書等を参考に、厚生労働省の委託により、関係学会においてマニュアル作成委員会を組織し、日本病院薬剤師会とともに議論を重ねて作成されたマニュアル案を基に、重篤副作用総合対策検討会で検討されとりまとめられたものであり、これまでに合計76疾患について作成されています。〔なお、2016年度（平成28年度）から2020年度（令和2年度）にかけて改訂版が作成されています。〕従来の安全対策は、医薬品に着目し、医薬品ごとに発生した副作用を収集・評価して、臨床現場に注意喚起する警報発信型、事後対応型が中心でしたが、①副作用は、臨床医の専門分野とは異なる臓器にも発生し得ること、②重篤な副作用の発生頻度は一般に低く、個々の臨床医によっては副作用に遭遇する機会が少ない場合があり得ることなどから、場合によっては発見が遅れ、重篤化することもあります。医薬品安全使用実践推進事業は、従来の安全対策に加え、個々の医薬品に着目した副作用対策から、医薬品の使用により発生する副作用疾患に着目した副作用対策の整備を行い、さらに副作用発生機序解明研究等を推進することにより、事後対応ではなく、予測・予防的な安全対策への転換を図ることを目的としています。

（2）医薬品リスク管理計画（RMP）の利活用により医薬品の安全性の確保を図る

　予測・予防的な安全対策への転換にあわせ、新たな医薬品情報源（**表1**）として2012年度（平成24年度）より医薬品リスク管理計画（RMP：Risk Management Plan）が、厚生労働省、PMDAの指導のもと製造販売元である製薬企業により作成されています。このRMPは臨床における薬学的患者ケアや院内適正使用策の立案・実践に利活用し得る新たな情報源と考えられます。重要な特定されたリスク・潜在的リスク・不足情報が根拠とともに記載されており、企業の責任で行うリスク最小化活動が把握できます。また、追加のリスク最小化活動として患者向け資材や医療従事者向け資材（RMPマークを表示）が作成される場合があるため、RMPをリスク把握の情報源として利活用し、この患者向け資材を服薬指導に利活用することを周知・啓発しています[4]。

➡ RMPについては、p.33参照

● RMPマークのついている資材を実務でどう活用しているか確認する。

（3）ハイリスク薬に対して適切な薬学的管理を推進する

　特に安全管理が必要な医薬品（ハイリスク薬）については、医療機関の規模・機能によってさまざまな考え方がありますが、現在の制度下では各医療機関が後述する「医薬品の安全使用のための業務手順書」に定めるものとしています。薬剤師は、医師への疑義照会や副作用回避・有効性確保のための処方提案、適正使用のための院内プロトコールや医師との協議に基づく処方設計等、積極的に薬学的介入を行うよう努めなければなりません。薬学的管理の必要性の高い患者を重点に、服薬指導のみならず、アドヒアランスの確認、副作用等の確認を含めて総合的に行われる必要があります。特に重篤な患者の場合には、ハイリスク薬が処方されることも多く、行うべき薬学的管理は広範で、しかも緊急対応が求められます。また、入院時に患者が持参した薬（持参薬）の対応については、薬剤師による評価の必要性と利点は明らかなため、持参薬に含まれるハイリスク薬についても薬剤師が関与するよう提唱しています。ハイリスク薬に関して特に注意すべき事項を当会ガイドライン[5]で列挙し、それ以外の医薬品においても、それぞれの施設の特性や実情に応

● ハイリスク薬は診療報酬でのハイリスク薬定義とは異なるため自施設の定義を確認する。

じて必要な医薬品をハイリスク薬と定め、それらについても業務手順書等に反映させた上で実際の業務で標準化を進めるように取り組んでいます。

⇒ハイリスク薬については、p.65参照

（4）未承認新規医薬品等を用いる場合に、適正な医療を確保するために必要な体制の整備・充実を図る

特定機能病院やがん診療連携拠点病院等では、未承認新規医薬品の使用や承認薬の適応外使用を行う場合、高難度新規医療技術を用いた医療を提供する場合については、以下の体制を整備することが義務づけられています[6, 7]。

①当該医療の適応の安全性や妥当性、倫理性について検討するための組織（倫理審査委員会、薬事委員会等）を設置し、病院として事前に検討を行うこと。

②事前検討を行い、承認された医療を提供する際には、患者・家族に対し適切な説明を行い、書面での同意を得た上で提供すること。

③提供した医療について、事後評価を行うこと。

今後、さらに一般医療機関等にも広がることから啓発のための研修会等を行っています。

● 適応外、未承認薬、禁忌について事後評価をどのような形で行っているか確認する。

（5）プレアボイド活動の充実を図る

薬剤師が患者に貢献したことを証明するデータとなるプレアボイド活動において、副作用・相互作用によるリスクを回避したプレアボイド報告は、「未然回避」と「重篤化回避」の2つのタイプに大別することができます。未然回避は、副作用歴、生理機能の低下、医学的処置の影響、薬物血中濃度、薬歴を考慮して、副作用の発現を事前に予知して処方への薬学的ケアを行うことにより副作用を未然に回避したものです。一方、重篤化回避は、発現した副作用を初期の段階で、患者の訴え、臨床症状や検査値から把握して、重篤化を回避したものです[8]。

● 自施設のプレアボイド報告をどう他の職員と共有し得るか確認する。

また、2016年（平成28年）4月よりプレアボイド報告に「薬物治療効果の向上（薬剤の変更、用量の是正等による患者不利益回避）」を新設しました。日本病院薬剤師会ではこれを「薬物療法のベネフィット・リスクバランス最適化への臨床薬剤師によるファーマシューティカルケアの成果報告のうち、"ベネフィット"すなわち治療効果の向上のための処方設計や薬学的ケア」と定義しています。すなわち、副作用は生じていない、患者背景を把握した上での未然回避もない、しかし、患者が本来受けることができる最適な薬物治療の効果を受けられないのは患者不利益の一部としてとらえ、プレアボイドの概念に包括してもよいという解釈です[9]。

（6）医療安全に関する講習会を開催する

2006年（平成18年）6月に「良質な医療を提供する体制の確立を図るための医療法等の一部を改正する法律」（平成18年法律第84号）が成立し、2007年（平成19年）4月より、病院、診療所、歯科診療所及び助産所の管理者には「医薬品・医療機器の安全使用、管理体制の整備」のための「医薬品の安全使用のための業務手順書」の作成が義務づけられ、10余年後の2018年（平成30年）12月には「医薬品の安全使用のための業務手順書」作成マニュアルの改訂版が通知されました。

2017年（平成29年）1月に偽造医薬品が国内で流通し患者の手に渡る事案が発生したため、医薬品の安全使用体制を強化することが求められ、同年2月には

⇒薬局開設者にも同様に、「医薬品の安全使用のための業務手順書」の作成が義務づけられた。

2018年度（平成30年度）厚生労働省老人保健事業推進費等補助金（老人保健健康増進等事業）の委託を受け、医療提供機能をもつ介護保険施設においても、医療提供を目的とした介護老人保健施設・介護医療院における、医薬品安全使用体制を充実させることを目的として、「医療提供施設である介護保険施設における医薬品の安全使用等に関する調査研究事業」を実施しました。

　今後、地域医療構想の進展、地域包括ケアシステムが進化する中、介護保険施設はより重要な役割を担うことになります。特に高齢者の安心、安全な生活を支えるためには、医薬品の安全使用のための取組は不可欠です。本調査研究事業の成果物である、「医薬品の安全使用のための業務手順書作成マニュアル（医療提供を目的とした介護保険施設版）」が広く活用されるよう、2007年度（平成19年度）から開催している医薬品安全管理責任者等研修会においてあわせて啓発・普及を実施しています。

●「医薬品の安全使用のための業務手順書」は自施設で薬が使用されている部署部門全てが対象である。

 ## 日本病院薬剤師会薬剤師賠償責任保険

　日本病院薬剤師会では、調剤、薬剤の管理、医薬品に関する情報提供など病院薬剤師が業務を遂行するにあたって、不慮の事故により法律上の賠償責任が問われた場合の損害に対して保険金が支払われる薬剤師賠償責任保険への加入を勧めています。

　日本病院薬剤師会薬剤師賠償保険は、厚生労働省医政局長通知「医療スタッフの協働・連携によるチーム医療の推進について」に基づき日本病院薬剤師会が具体例として提示した現行法（医療法、薬剤師法等）で実施可能な業務[10]についても補償対象です。この保険は日本病院薬剤師会の会員のみ加入できるもので大きく分けて2種類（補償の範囲や加入条件が異なる）、病院・診療所等の単位で加入できる施設契約と薬剤師個人を単位として加入できる個人契約があります。

●文献
1) 厚生労働省：地域における医療及び介護の総合的な確保を推進するための関係法律の整備等に関する法律の一部の施行（医療事故調査制度）について．医政発0508第1号，平成27年5月8日．
2) 独立行政法人医薬品医療機器総合機構：医薬品安全使用実践推進事業（https://www.pmda.go.jp/safety/surveillance-analysis/0002.html）
3) 厚生労働省：重篤副作用疾患別対応マニュアル（https://www.mhlw.go.jp/stf/seisakunitsuite/bunya/kenkou_iryou/iyakuhin/topics/tp061122-1.html）
4) 一般社団法人日本病院薬剤師会：病院薬剤師業務への医薬品リスク管理計画の利活用について，2014．
5) 一般社団法人日本病院薬剤師会：ハイリスク薬に関する業務ガイドライン（Ver.2.2），2016．
6) 厚生労働省：医療法施行規則の一部を改正する省令の施行について，医政発0610第18号，平成28年6月10日．
7) 厚生労働省：がん診療連携拠点病院等の整備について，健発0731第1号，平成30年7月31日．
8) プレアボイド広場．日本病院薬剤師会雑誌，41（9）：1129–1133，2005．
9) プレアボイド広場．日本病院薬剤師会雑誌，54（5）：544–546，2018．
10) 一般社団法人日本病院薬剤師会：厚生労働省医政局長通知（医政発0430第1号）「医療スタッフの協働・連携によるチーム医療の推進について」日本病院薬剤師会による解釈と実践事例（Ver.2.0），2014．

（舟越 亮寛）

Part **2**

調剤事故防止対策

2-1 調剤事故の現状と薬剤師賠償責任保険制度

調剤事故の現状

〈実務でのポイント〉

(1) 医療事故情報収集等事業に見る薬剤に関する事故

　厚生労働省は2004年（平成16年）10月から、特定機能病院や国立病院機構の病院などを対象に、医療事故により患者が死亡したり、重い障害が残ったりしたケースに関し、事故の詳細がわかる報告書を提出することを義務づけています。制度の運営は現在、公益財団法人日本医療機能評価機構が行っており、医療事故情報の収集・分析結果は、同機構のWebサイト[1]などを通じて広く公表されています。

　この制度に参加登録を行っている医療機関は2018年（平成30年）末現在1,071施設（うち報告義務対象医療機関は274施設）、これらの医療機関より報告された医療事故件数は、2018年（平成30年）1〜12月の1年間で4,565件であり、うち薬剤に関する事故は418件（全件数の9.2％）となっています。4,565件のうち、薬剤師による事故は50件報告されています。

●このような安全性向上に資する事例の共有は、地域や社会への貢献、多職種連携体制の構築につながる。

➡医療事故情報収集等事業については、p.27参照

(2) 薬局ヒヤリ・ハット事例収集・分析事業に見る調剤事故

　2008年度（平成20年度）より、厚生労働省において薬局におけるヒヤリ・ハット事例の収集・分析を内容とする補助事業「薬局ヒヤリ・ハット事例収集・分析事業」が創設されました。本事業は日本医療機能評価機構が運営主体となり、2009年（平成21年）4月から薬局の参加登録・事例収集が開始されました。

　本事業は、薬局から報告されたヒヤリ・ハット事例を分析し、提供することにより、広く薬局が医療安全対策に有用な情報を共有するとともに、国民に対して情報を提供することを通じて、医療安全対策の一層の推進を図ることを目的としています。

➡薬局ヒヤリ・ハット事例収集・分析事業については、p.29参照

　2009年（平成21年）の参加薬局数は1,774、報告件数は1,460件でしたが、2018年（平成30年）には、参加薬局数33,083、報告件数は79,973件にまで増加しています。2018年（平成30年）の報告事例のうち、疑義照会に関するものが51,030件（63.8％）、調剤に関するものが28,715件（35.9％）でした。

　報告されたヒヤリ・ハット事例の中から、特に広く医療安全対策に有用な情報として共有することが必要であると思われる事例を「共有すべき事例」として選定し、「事例のポイント」を付してWebサイト[2]に掲載されています。

●近年、患者の服薬管理の一元的・継続的把握により、事例報告に疑義照会の割合が増加している。

日本薬剤師会における調剤事故報告制度

　一方、公益社団法人日本薬剤師会では2001年度（平成13年度）より、会員薬局・薬剤師からの調剤事故の報告制度を設けています。日本薬剤師会に報告された事故件数は**表1**のとおりです。

表1 日本薬剤師会に報告された調剤事故件数の推移

年度	件数	年度	件数
2001（平成13）	45	2010（平成22）	30
2002（平成14）	47	2011（平成23）	22
2003（平成15）	38	2012（平成24）	33
2004（平成16）	18	2013（平成25）	27
2005（平成17）	27	2014（平成26）	27
2006（平成18）	33	2015（平成27）	17
2007（平成19）	33	2016（平成28）	25
2008（平成20）	27	2017（平成29）	15
2009（平成21）	35	2018（平成30）	22

　なお、日本薬剤師会では2005年（平成17年）11月に、ヒヤリ・ハット事例などの用語を、**表2**のように定義しています。

表2 日本薬剤師会における用語定義〔2005年（平成17年）11月改定〕

用語	定義
調剤事故	医療事故の一類型。調剤に関連して、患者に健康被害が発生したもの。薬剤師の過失の有無を問わない
調剤過誤	調剤事故の中で、薬剤師の過失により起こったもの。調剤の間違いだけでなく、薬剤師の説明不足や指導内容の間違い等により健康被害が発生した場合も、「薬剤師に過失がある」と考えられ、「調剤過誤」となる
ヒヤリ・ハット事例（インシデント事例）	患者に健康被害が発生することはなかったが、"ヒヤリ"としたり、"ハッ"とした出来事。患者への薬剤交付前か交付後か、患者が服用に至る前か後かは問わない

日本薬剤師会「薬剤師賠償責任保険制度」

　薬局において調剤事故が発生した場合、業務上生じた過失により、薬局開設者や管理薬剤師が賠償責任を問われることがあります。また、薬剤師は薬の専門職という性格から、調剤事故を起こした薬剤師個人が患者等から当事者としての賠償責任を問われることもあります。さらに場合によっては、使用者である薬局開設者が賠償した金額の一部又は全額を調剤に関わった薬剤師、管理者に請求する争議となる場合（求償）も考えられます。このため、日本薬剤師会では万一の不測の事故に備えるために、薬局の開設者や管理薬剤師はもとより勤務する薬剤師にも薬剤師賠償責任保険[3]への加入を勧めています。

⇒薬剤師の損害賠償責任については、p.82参照

（1）制度の概要
　日本薬剤師会「薬剤師賠償責任保険」は、薬剤師が安心して日々の業務に専念できるよう、薬剤師業務における偶然な事故によって、被害者に対して法律上の賠償責任を負うことにより被る損害に対して保険金が支払われる制度で、日本薬剤師会

の正会員を加入対象者としています。

　日本薬剤師会（取扱代理店）は、損害保険ジャパン株式会社（引受保険会社）との委託契約に基づき保険契約の締結・管理業務等の代理業務を行っており、開設者（法人代表者）もしくは管理薬剤師としての責任に備えるための保険である「薬局契約」と、薬剤師として当事者責任に備えるための保険である「薬剤師契約」の2種類の契約があります。事故発生時の対処の流れを**図1**に示します。

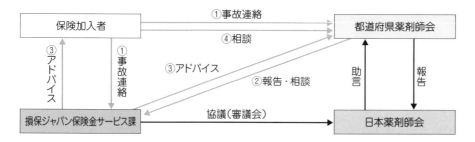

図1　薬剤師賠償責任保険制度における事故発生時の対処の流れ

（2）支払対象事例

　薬剤師賠償責任保険制度では、**表3**のような事例が支払対象となります。

表3　薬剤師賠償責任保険制度の支払対象事例

契約	支払対象事例
薬局契約 薬剤師契約	・処方箋に記載された薬剤の指示を読み違え、10倍量を調剤し患者に渡してしまった。服用した患者の身体に異常が発生し、治療を要した。その結果、調剤した薬剤師が賠償請求を受けた ・服薬指導において、患者に誤った服用方法を指示してしまい、薬を服用した患者の容体が悪化し治療を要した。その結果、その薬剤師が賠償請求を受けた
薬局契約	・従業員が、患者・消費者に医薬品、医薬部外品、健康食品等を渡す際に誤った説明をしてしまい、服用・使用した患者・消費者に身体の異常が発生し、治療を要した。その結果、その店舗の使用者もしくは監督者が賠償請求を受けた ・店舗内の床が濡れていたため、患者・消費者が足を滑らせ転倒しけがをした。その結果、その店舗の使用者もしくは監督者が賠償請求を受けた

●文献
1) 公益財団法人日本医療機能評価機構：医療事故情報収集等事業（http://www.med-safe.jp/index.html）
2) 公益財団法人日本医療機能評価機構：薬局ヒヤリ・ハット事例収集・分析事業（http://www.yakkyoku-hiyari.jcqhc.or.jp/）
3) 公益社団法人日本薬剤師会：薬剤師賠償責任保険（個人情報漏えい保険）（https://www.nichiyaku.or.jp/about/welfare/boshu.html）

（島田 光明）

事例の収集意義と分析方法

はじめに

　米国の損害保険会社のハーバート・ウィリアム・ハインリッヒ〔1886年（明治19年）～1962年（昭和37年）〕は、同一人物が起こした同一種類の労働災害5,000件余を統計学的に調べて計算し、1929年（昭和4年）にハインリッヒの法則（**図1**）を導いています。

　ハインリッヒの法則は、NASA（National Aeronautics and Space Administration、米国航空宇宙局）をはじめ数多くの著作物などに引用され、ハインリッヒは「災害防止のグランドファーザー（祖父）」とよばれるようになっています。日本の医療機関においてもハインリッヒの法則は引用[1]され、2002年（平成14年）4月17日には厚生労働省医療安全対策検討会議の報告書「医療安全推進総合対策—医療事故を未然に防止するために—」[2]には、事故事例などの情報を活用した安全管理として、事故事例やヒヤリ・ハット事例などの報告体制を構築し、その結果得られた知見を組織全体で学び続けることが重要であるとされました。

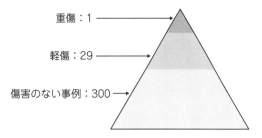

「重傷」以上の事例が1件あったら、その背後には、29件の「軽傷」を伴う事例が起こり、300件もの危うく大惨事になる「傷害のない」事例が起きている

図1　ハインリッヒの法則

事例の情報を活用した安全管理

　調剤事故を掘り下げて分析していくと、最終的に事故の引き金となったのは個人のエラーであっても、その背景としてさまざまな要因が複雑に絡み合って事故につながっています。事故を防止するためには、ヒューマンエラーの発生に寄与するさまざまな背景要因を取り除く組織的な取組が求められます[3]。言わば、組織の役割は、どんなドジな薬剤師が調剤しても重大事故につながらないような業務の流れを作ることです。そのためにはヒヤリ・ハット事例（患者に健康被害が発生することはなかったが、"ヒヤリ"としたり、"ハッ"とした出来事）を自発的に報告し、業務改善に生かす組織の環境作りが重要となります。以下にヒヤリ・ハット事例自発報告の活用イメージ（**図2**）を示します。自発的に報告を提出する勤務薬剤師の安全意識の高さと、その報告を叱責することなく、原因分析をして業務改善に生かそうとする管理者の意識が安全な組織を作ります。

　収集した事例を十分に活用するためには、多角的な原因分析に基づく改善策を講じ、必要な情報を関係各部署に迅速に還元し、その後、改善策が遵守されているかを監視する仕組みが必要であり、遵守されていない場合は、その原因を分析してより実効性のある改善策を再検討する必要があります。

●未然に防ぐことができた事例も自発的に報告をする勤務薬剤師は安全意識が高い。

●事例報告を叱責することなく、業務改善に活用する管理者は安全な組織を作る。

ヒヤリ・ハット事例

ジゴキシン散0.001％を調剤するところを、うっかりジゴキシン散0.01％を手に取ってしまった。秤量する前に気づいたが、自発的にヒヤリ・ハット報告を提出した。

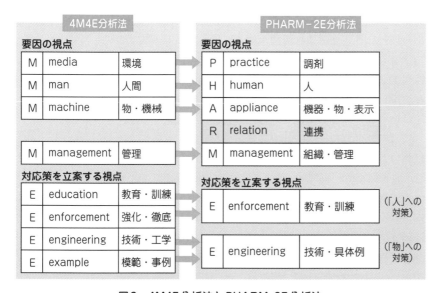

図2　ヒヤリ・ハット事例自発報告の活用イメージ

事例の分析手法―PHARM-2E分析法

（1）PHARM-2E分析法とは

　多角的な要因分析手法として、NASAで開発された分析手法4M4E分析法やSHELモデルがありますが、薬剤師用に開発された手法がPHARM-2E分析法です。

　PHARM-2E分析法[4] は、**図3**[5, 6] に示すように4M4E分析法の4つの視点4Mに「連携」を加え、薬剤師業務内容に沿ったP（practice、調剤）、H（human、

➡ 4M4E分析法、SHELモデルについては、p.24、25参照
● PHARM-2E分析法は事例を多角的に分析する薬剤師用ツールである。

4M4E分析法

要因の視点

M	media	環境
M	man	人間
M	machine	物・機械
M	management	管理

対応策を立案する視点

E	education	教育・訓練
E	enforcement	強化・徹底
E	engineering	技術・工学
E	example	模範・事例

PHARM-2E分析法

要因の視点

P	practice	調剤
H	human	人
A	appliance	機器・物・表示
R	relation	連携
M	management	組織・管理

対応策を立案する視点

E	enforcement	教育・訓練	（「人」への対策）
E	engineering	技術・具体例	（「物」への対策）

図3　4M4E分析法とPHARM-2E分析法

人）、A（appliance、機器・物・表示）、R（relation、連携）、M（management、組織・管理）の5つの視点から要因を導き出せるように改変したものです。要因が多角的に分析されたら、さらに各要因を回避するために、「人」に対する対策としてE（enforcement、教育や訓練の強化など）や「物」に対する対策としてE（engineering、システム導入、表示の工夫、手順のマニュアル化など）の防止対策を立案します。

図4に「PHARM-2E分析法」のイメージ図を示します。P（調剤）は、H（人）、A（機器・物・表示）、R（連携）がうまく機能することで成り立ち、どれか1つでも欠ければ、薬はこぼれ落ちP（調剤）は失敗します。また、M（組織・管理）は、P（調剤）の基盤であり、最も重要であることをイメージしたものです。

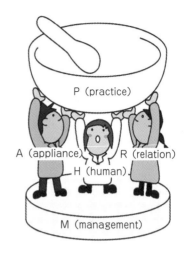

図4 「PHARM-2E分析法」のイメージ図

（2）PHARM-2E分析法の使い方

実際に、「グリチロン®配合錠を一包化すべきところを間違えてグリミクロン®錠を一包化する」という調剤事故事例の分析結果[4]を図5に示します。

●グリチロン®：グリチルリチン酸ーアンモニウム・グリシン・DL-メチオニン配合剤（肝臓疾患治療薬）

「事例概要」		P（practice、調剤）	H（human、人）	A（appliance、機器・物・表示）	R（relation、連携）	M（management、組織・管理）
事故レベル（012③45） グリチロンを一包化すべきところをグリミクロンを一包化する。一人薬剤師の薬局で、調剤時にOTC薬販売の患者があったため、調剤を途中で中断せざるをえなかった。 　患者は服用後に気分が悪くなり、倒れ、入院する（低血糖の可能性あり）。点滴を受け、翌日には回復に向かう。	要因例	調剤手順 □処方監査 ■薬剤の調製 ■調剤薬鑑査 調剤環境 □処方箋の集中 ■繁雑な環境 薬学的管理 □薬歴の管理、確認 □相互作用・重複の確認 □副作用歴の確認 □薬剤アレルギー歴の確認 □禁忌薬剤の確認	身体的・肉体的状況 □睡眠不足・疲労 心理的・精神的状況 ■焦り・ストレス・注意不足 能力 □知識不足 □経験不足 怠慢・違反 □業務マニュアルの未遵守 □迅速な対応の遅れ	医薬品 ■薬剤特性 ■薬剤類似・複数規格 ■薬剤配置・検品・充填 機械・機器 □コンピュータ □調剤機器・秤量機器 記載・表示 □薬剤情報提供文書 □お薬手帳 □薬袋 □ラベル表示	薬剤師↔患者 ■薬剤交付時・患者確認 ■情報提供・服薬指導 薬剤師↔医師・医療機関 □疑義照会 □医療機関・施設との連携 薬剤師↔製薬会社、卸 □業務の引継ぎ □発注業務 □情報伝達	組織・規定 ■勤務体制・業務配分・人員配置 ■業務マニュアルの作成・運営 教育・研修 □教育・研修の機会の確保 □薬剤の安全性確保 管理薬剤師の役割 □業務管理 □開設者への意見具申 開設者の役割 □各種法令等の遵守 □管理薬剤師の意見尊重 □従業員の健康管理
要因となった業務段階 □1. 処方箋受付（本人の確認） 　2. 処方監査 □　2-1. 処方内容の確認 □　2-2. 薬歴簿・お薬手帳の確認 □3. 疑義照会 　4. 薬剤の調製 ■　4-1. 錠剤・カプセル剤 □　4-2. 散薬・顆粒剤 □　4-3. 内服液剤 □　4-4. 注射剤（インスリンなど） □　4-5. 外用剤 □　4-6. その他（薬剤の補充・充填、予製） □5. 薬袋・ラベルなどの作成 　6. 最終鑑査 □　6-1. 処方監査の再検討 ■　6-2. 調剤薬鑑査 □　6-3. 薬袋ラベルなどの再確認 □7. 薬剤の交付（本人の確認） 　8. 服薬指導 ■　8-1. 薬効説明 □　8-2. 用法説明 □　8-3. 副作用説明 □　8-4. 薬剤情報提供文書の提供 □　8-5. お薬手帳への記載 □9. その他（受発注など）	具体的要因	①一人薬剤師のため、処方箋監査、調剤薬鑑査とも自己鑑査となり、鑑査が不十分であった。	①処方箋を見たとき、グリチロンをグリミクロンと思い込んだ。 ②調剤時にOTC薬販売の患者があったため、調剤を途中で中断せざるをえなかった。	①薬剤名称の類似。 ②危険な薬剤にもかかわらず、糖尿病用薬は取りやすいように、調剤棚の最下段としていた。	①薬剤交付時、一包化していたため、薬剤との異なる確認を行わなかった。 ②服薬指導時、薬効の説明をしなかった。	①一人薬剤師であることを前提とした鑑査体制が整っていなかった。
対応策例 E（enforcement、教育・強化） ・知識習得 ・技術習得 ・注意喚起	具体的対応策	①血糖降下剤の患者へのリスクの大きさを習得する。	①血糖降下剤服用者リストを作成し、患者把握をするよう教育する。 ②業務中断時にはいったん立ち戻って業務内容を再確認するよう徹底する。	①医薬品名称が類似した医薬品に関する知識の習得。 ②危険薬剤（劇薬等）は、ほかの薬剤と区別して管理する。	①一包化調剤においても、薬剤交付時には患者とともに薬剤の確認を行うことを徹底する。 ②グリミクロンは血糖降下剤であり薬効説明と「血糖コントロールは良好ですか？」の効果確認を行うよう徹底する。	①他の業務で調剤を中断した場合には、はじめから再確認するよう業務手順書を改訂する。
E（engineering、技術・具体例） ・システム導入 ・表示の工夫 ・手順見直し ・マニュアル化		①分包紙を透明なものに替え鑑査しやすくする。	①一包化した薬剤は、鑑査において薬剤コードと空のPTPやヒートシールを必ず確認するようにする。 ①用法・用量をチェックできる「処方チェックシステム」を導入する。	②グリミクロンの棚に回避扉をつける。	①薬剤情報提供文書を写真つきのものにし、「写真と異なる場合は服用せず、必ずご連絡ください」の注意書きをつける。	

図5 調剤事例のPHARM-2E分析結果の例

　まず、問題であったと思われる「要因となった業務段階」を塗りつぶします。その業務段階ごとに5つの視点（P、H、A、R、M）から、「具体的要因」をあげていきます。「要因（例）」の問題と思われる項目を塗りつぶすことで、要因分析をサポートする書式となっています。次に、分析された各要因に対して、防止するための「具体的対応策」を2つの視点（E、E）から立案します。

　この1つの事例に対して、問題となった業務段階ごとに5つの視点から8つの要因が分析され、さらにそれぞれの要因に対して2つの視点より13の対応策が立案されました。

　このように、PHARM-2E分析法により、多角的に要因を分析し、防止対策を立案することができます。できれば数人で話し合いながらPHARM-2E分析を行うことにより、より多角的に要因が分析されると思われますが、一人薬剤師の場合でも、多角的な分析を可能にするツールです。

●グリミクロン®：グリクラジド（経口糖尿病治療薬）

対策の実践と評価（PDCAサイクル）

　PDCAサイクルとは、図6のように計画（P：plan）を実行（D：do）し、評価（C：check）して改善（A：act）に結びつけ、その結果を次の計画に生かすプロセスのことです。まず、分析手法を活用して多角的に事例の原因を分析し防止対策案を立案します。そして、その防止対策が実施されているかの確認を行い、再発防止効果の評価を行います。修正の必要があれば対策の見直しを行い改善していくというPDCAサイクルを確実に回すことで、はじめて安全な組織が築かれていきます。

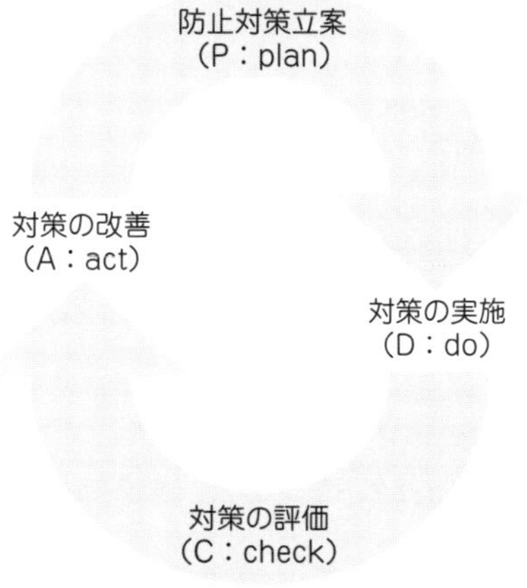

防止対策立案
（P：plan）

対策の改善
（A：act）

対策の実施
（D：do）

対策の評価
（C：check）

図6　防止対策実施のPDCAサイクル

●文献
1）災害防止の科学的研究（三村起一監），日本安全衛生協会，1951.
2）厚生労働省医療安全対策検討会議：医療安全推進総合対策～医療事故を未然に防止するために～（http://www.mhlw.go.jp/topics/2001/0110/tp1030-1y.html）
3）芳賀繁：失敗のメカニズム・忘れ物から巨大事故まで，日本出版サービス，東京，2000.
4）平成14年度厚生労働科学研究「病院等における薬剤師業務の質の向上に関する研究」分担研究「保険薬局における調剤事故防止対策に関する研究」報告書，2003.
5）小茂田昌代：調剤死亡事故ゼロを目指して　「PHARM-2E」、「安全意識あがる君」とさらなる意識改革へ．調剤と情報，11（4）：523-527，2005.
6）Komoda M, et al：Development of cPHARM-2E a computerized medical incident analysis system. 医療薬学，32（9）：867-874，2006.

（小茂田　昌代）

2-3 調剤事故防止対策 (内服薬・外用薬・注射薬)

 はじめに

　調剤事故を防止するためには、なぜ調剤事故が起きるのか、その原因を理解することが必要です。調剤事故は大きく分けると、
　　①処方された医薬品が間違っている
　　②処方された医薬品は正しいが、取りそろえた医薬品が間違っている
　　③処方された医薬品も取りそろえた医薬品も正しいが、その使用方法が間違っている
　　④処方された医薬品も取りそろえた医薬品も正しいが、使用できない患者に処方されている
の４つに分類できます。ここでは、内服薬・外用薬・注射薬の３つの剤形に特徴的な調剤事故の事例を交えて、上記の４つの観点から事故防止対策を考えてみたいと思います。

 内服薬

　内服薬は、ヒヤリ・ハット事例、調剤過誤報告の数が多く、事故防止対策が大変重要です。その要因の１つには、処方される頻度が多いことがあげられます。つまり、「処方する医薬品名が間違う可能性」、「処方された医薬品名を間違えて取りそろえる可能性」の両方を理解する必要があります。昔のように処方箋を医師が手書きすることが少なくなった現在では、コンピュータから出力され印字された文字を見ると何となく正しいものが処方されているような錯覚に陥るかもしれません。

（1）処方された医薬品が間違っているかもしれない!?
　医薬品名は、医薬品販売名＋剤形＋規格単位（含量）で構成されています。また、後発医薬品については、一般名＋剤形＋規格単位（含量）＋製薬会社名の４つで構成されています。電子カルテ（オーダリングシステム）で医薬品名を入力する場合、間違える可能性があるのは、「医薬品販売名が似ている薬剤」、「徐放などの剤形が複数ある薬剤」、「規格が複数ある薬剤」、「適応症によって使用される量が異なる薬剤」です。過去に起きた調剤事故事例を学ぶことで、再発防止に努めましょう。

　事例　「グリミクロン®錠40 mg　1回2錠（1日6錠）　1日3回　毎食後」と記載された処方箋をそのまま調剤して交付、患者が2回服用して低血糖による意識消失を起こした。

　これは、グリチロン®配合錠を処方すべきところ、グリミクロン®錠を処方して

●調剤事故を防止するためには、なぜ調剤事故が起きるのか、その原因を理解することが必要である。その上で、事故防止策を実践する。

●調剤事故を防止するためには「処方はあっているのか」、「調剤した医薬品はあっているのか」、「使用する薬の使い方はあっているのか」を常に意識することが必要である。

●調剤事故の形はさまざまで、その剤形（内服薬・外用薬・注射薬）に特有の事故があったり、その環境（病院・薬局）に特有の事故があったりする。その特徴を学ぶことで、どこに注意を向けるべきかを理解することが、調剤事故の防止につながる。

●グリミクロン®：グリクラジド（経口糖尿病治療薬）

しまった事例でした。グリミクロン®錠は通常では1日6錠も服用しないこと、糖尿病患者でなければ処方されないこと、など疑義照会のチャンスはいくつかあったと思いますが、見逃されてしまいました。

> **事例**　「ノルバデックス®錠20 mg　1回1錠（1日1錠）　1日1回　朝食後」と記載された処方箋について、薬剤師が薬歴を確認したところ、ノルバスク®錠の間違いであったことが判明した。

これは、降圧薬であるノルバスク®錠を処方すべきところ、乳がん治療薬のノルバデックス®錠を処方してしまった事例でした。前回まではノルバスク®錠5 mgが処方されていたこと、患者が男性でノルバデックス®錠が処方されるのは一般的ではないことから疑義照会を行ったことで処方が変更となりました。

> **事例**　「バルトレックス®錠500 mg　1回1錠（1日2錠）　1日2回　朝夕食後」と記載された処方箋について、薬剤師が患者に面談したところ、医師からは帯状疱疹と診断されており、バルトレックス®錠の用量に間違いがあったことが判明した。

バルトレックス®錠は、単純疱疹では1回500 mgを1日2回服用、帯状疱疹では1回1000 mgを1日3回服用が適切な用法・用量です。このように、適応症により用法・用量が異なります。薬歴の確認や患者への面談によってその処方が適切かどうか確認したことで間違いが判明した事例でした。

（2）調剤した医薬品が間違っているかもしれない!?

調剤室の調剤棚には、数多くの医薬品が配置されています。薬効別に並んでいる場合やアイウエオ順に並んでいる場合など、さまざまです。どのような配置になっていても、名称が似ている薬剤、規格が複数ある薬剤、剤形が複数ある薬剤は、取りそろえる際に間違える可能性がありますので注意が必要です。

> **事例**　「一硝酸イソソルビド錠20 mg」の処方箋に対して、アイトロール®錠を調剤すべきところ、一般名が異なるフランドル®錠を調剤して、交付してしまった。

これは、アイトロール®錠を調剤すべき処方に対して、同じく狭心症に適応のあるフランドル®錠を調剤してしまった事例でした。販売名では全く異なる名称でも一般名では酷似しています。また、適応症も共通性があり、気づきにくい事例ですが間違いは間違いです。これ以外にも、エスタゾラムとエチゾラムなど同効薬には類似した一般名の医薬品が多くありますので、注意が必要です。

● グリチロン®配合錠：グリチルリチン酸ーアンモニウム・グリシン・DL-メチオニン配合錠（肝臓疾患治療薬）

● ノルバデックス®：タモキシフェンクエン酸塩（抗エストロゲン薬）

● ノルバスク®：アムロジピンベシル酸塩（Ca^{2+}チャネル遮断薬）

● バルトレックス®：バラシクロビル塩酸塩（抗ヘルペス薬）

● アイトロール®：一硝酸イソソルビド（狭心症治療薬）

● フランドル®：硝酸イソソルビド（狭心症治療薬）

● ユーロジン®：エスタゾラム（催眠薬）
● デパス®：エチゾラム（抗不安薬）

事例　「ワーファリン錠 1.5 mg」の処方箋に対して、ワーファリン錠 1 mg 1 錠とワーファリン錠 0.5 mg 1 錠を調剤すべきところ、間違ってワーファリン錠 1 mg 1 錠とワーファリン錠 5 mg 1 錠を調剤して交付した。その 1 か月後に、患者は大量出血で死亡した。

●ワーファリン：ワルファリンカリウム（抗凝固薬）

　複数の規格がある薬剤において、その規格を間違えて患者へ交付してしまいました。抗凝固薬であるワーファリン錠を処方の 4 倍量、患者が服用してしまったことになります。致死的な状況に至る可能性もあるため、別規格がある薬剤は細心の注意が必要です。

事例　「ジゴキシン 1,000 倍散（1 mg/g）　1 日 0.03 g」と記載された処方箋に対して、0.03 g を計量するところ、0.3 g を計量した。当該薬局では 10,000 倍散を予製していたため、それを 0.3 g 計量したつもりであったが、実際には取り違えて 1,000 倍散を 0.3 g 計量して交付。その後、患者はジゴキシン中毒症状で、心室細動を起こし、死亡した。

　患者は 5 歳男児（先天性心疾患）でした[3]。このように、ジギタリス製剤を小児に投与する場合、微量のため賦形・予製することが多く見られます。また、中毒域と有効域が狭く、用量を間違えるとジギタリス中毒になりやすいため、細心の注意が必要な代表例です。この事例では、10,000 倍散だと思って 1,000 倍散を調剤してしまいましたが、同じ粉では見た目で違いが判断できません。また、散剤の調剤では、原薬量と製剤量を間違えてしまうこともありますので、注意が必要です。

（3）処方された医薬品の使用方法が間違っているかもしれない!?
　医薬品には、用量だけでなく用法にも注意が必要なものがあります。食後、食直後、食直前などの服用タイミングや休薬期間に注意しなければなりません。また、徐放錠、腸溶錠、舌下錠など製剤上の工夫がされている医薬品については、その使用方法に注意が必要です。

事例　「リウマトレックス®カプセル 2 mg　1 日 3 カプセル　分 3　4 日分」の処方であったが医師と患者で週 1 回のみ服用するという了解がなされていた。その後、緊急入院した際に持参したリウマトレックス®カプセルを、研修医が処方どおりに服用を指示し、患者は骨髄抑制をきたし肺炎で死亡した。

●リウマトレックス®：メトトレキサート（免疫抑制薬）

　関節リウマチに使用されるリウマトレックス®カプセルは、1 週間のうち 1〜2 日のみ服用するという特殊な用法・用量の薬です。適正に投与されない場合には重篤な副作用が発現するおそれがあり、本事例のような「死亡例」も出ています[4]。調剤の際には、投与量、服用日、休薬期間について十分に確認する必要があります。また、患者へ服用方法についても十分な確認と指導が必要です。

> **事例**　骨折のため総合病院の整形外科に入院、患者は他の病院で脳腫瘍の治療を受けており、持参薬には抗悪性腫瘍薬の「テモダール®」が含まれていた。テモダール®は休薬期間が規定されているが、整形外科医は休薬期間が必要であることを十分に認識しないまま、継続して服用するよう処方を行った（薬剤師もそのまま調剤した）。テモダール®の投与39日目に汎血球減少を認めたことからテモダール®を中止し、輸血と抗菌薬投与を実施したが、呼吸不全と多臓器不全により患者は死亡した。

●テモダール®：テモゾロミド（抗悪性腫瘍薬）

　抗悪性腫瘍薬の多くは骨髄抑制等の副作用を最小限に抑えるため、休薬期間が設けられています。本事例では、専門外の医師による処方が原因の1つとして考えられます。しかしながら、薬剤師による持参薬鑑別や処方箋調剤の段階で防ぐことができたのではないかと考えられる事例です。

> **事例**　胆管がんのためユーエフティ®配合カプセルを内服していたが、再発を認め「ティーエスワン®配合カプセル」へ変更となった。主治医はユーエフティ®配合カプセル終了の翌日からティーエスワン®配合カプセルを内服するように処方した。

●ユーエフティ®：テガフール・ウラシル配合剤（抗悪性腫瘍薬）
●ティーエスワン®：テガフール・ギメラシル・オテラシルカリウム配合剤（抗悪性腫瘍薬）

　テガフールは、肝臓でフルオロウラシル（5-FU）に代謝されることで抗腫瘍効果を発揮します。ティーエスワン®配合カプセルに含まれるギメラシルは、肝臓に多く分布する5-FU異化代謝酵素のジヒドロピリミジンデヒドロゲナーゼを選択的に阻害することによって、5-FU濃度を上昇させます。この5-FU濃度の上昇に伴って、腫瘍内では5-FUのリン酸化物である5-フルオロヌクレオチドが高濃度で持続し、抗腫瘍効果が増強されます。したがって、他のフッ化ピリミジン系薬とティーエスワン®配合カプセルを併用するとギメラシルにより5-FUの代謝が阻害され濃度上昇が生じます。また、ティーエスワン®配合カプセルの投与中止後も（骨髄機能の回復や半減期を考慮して）7日以内は他のフッ化ピリミジン系薬を投与しないことになっています。この事例では、薬剤管理指導担当の薬剤師が主治医に情報提供を行い、ユーエフティ®配合カプセル終了の7日後にティーエスワン®配合カプセルを開始することになり事故は回避されました。

（4）処方された医薬品も取りそろえた医薬品も正しいが、使用できない患者に処方されている!?

　患者のアレルギー歴、副作用歴、禁忌病名、医薬品の相互作用など患者の背景を理解しなければ、処方された医薬品がその患者に使ってよいかどうかはわかりません。その医薬品を使用すべきではない患者に調剤・交付した場合も調剤事故となります。

> **事例**　「フロモックス®錠」の処方箋について、薬剤師が患者情報を確認したところ、「オラセフ®錠で発疹」の記載があったため疑義照会を行い、別系統の抗生物質に変更となった。

●フロモックス®：セフカペン ピボキシル塩酸塩水和物（セフェム系抗生物質）
●オラセフ®：セフロキシム アキセチル（セフェム系抗生物質）

　薬剤師は、初回面談で既往歴、アレルギー歴、副作用歴を聴取しますが、それが役に立った事例です。フロモックス®錠もオラセフ®錠も同じセフェム系抗生物質ですので、同様のアレルギー（副作用）が生じる懸念がありました。どのような医薬品でも薬疹が生じることがありますが、抗生物質（特にペニシリン系やセフェム系）、非ステロイド性抗炎症薬、ヨード系造影剤など、他の薬に比べてアレルギーを起こしやすい薬があることも覚えておく必要があります。

> **事例**　うつ病でフルボキサミンマレイン酸塩錠を服用していた患者に対して、筋弛緩薬である「チザニジン塩酸塩錠」が処方された。

　フルボキサミンはチザニジンの代謝酵素であるCYP1A2を強力に阻害します。フルボキサミンはチザニジンの薬物血中濃度時間曲線下面積（AUC）を約33倍に著しく増大させることが報告されており、その結果、過度の血圧低下や中枢神経抑制が生じる可能性があります。この事例では、薬剤師が患者の服用中のフルボキサミンマレイン酸塩錠とチザニジン塩酸塩錠との併用は禁忌であることを処方医に報告し、相互作用のないエペリゾン塩酸塩錠へと処方変更が行われました。

- ●デプロメール®、ルボックス®：フルボキサミンマレイン酸塩（抗うつ薬）
- ●テルネリン®：チザニジン塩酸塩（中枢性筋弛緩薬）
- ●ミオナール®：エペリゾン塩酸塩（中枢性筋弛緩薬）

 外用薬

　外用薬は皮膚や鼻の粘膜、目などに直接使用するものです。外用薬にはさまざまな種類があり、個々の薬剤によって使い方が複雑な場合もあるので、使用方法をしっかり理解すること、それを患者に正確に伝えることが大切です。外用薬には、点眼剤、点鼻剤、点耳剤、貼付剤、塗布剤（軟膏、クリーム、ローション等）、坐剤、吸入剤、口腔用剤（トローチ、含嗽剤等）があります。調剤事故防止のために、水虫治療の外用液剤と点眼剤との外観類似による取り間違いや外用薬のバイアルと注射薬のバイアルの取り間違いなどを防ぐために製剤への表示が工夫されています。それらを見落とさないようにしましょう。

（1）処方された医薬品が間違っているかもしれない!?

　外用薬の場合、同じ成分でも剤形が異なる、販売名が異なる、規格が異なるといった医薬品が多数存在します。

> **事例**　一般名処方で「フルルビプロフェン貼付剤」の処方箋に対して、薬局内での入力時にゼポラス®パップ40 mgと同じ一般名のヤクバン®テープ40 mgに間違えた。そのまま調剤・交付したところ、患者から「前にもらった湿布と違う」と言われた。

- ●ゼポラス®：フルルビプロフェン（非ステロイド性抗炎症薬）
- ●ヤクバン®：フルルビプロフェン（非ステロイド性抗炎症薬）

　これは、薬局内におけるレセプトコンピュータへの入力間違いの事例です。処方医が間違ったわけではありませんが、一般名処方を具体的な医薬品名に変換した時に間違えてしまったようです。同じ成分の湿布でもパップとテープは形状が違うので、注意が必要です。

（2）調剤した医薬品が間違っているかもしれない!?

　外用薬の場合、名称が似ている薬剤、規格が複数ある薬剤、剤形が複数ある薬剤に加えて、外観が酷似している薬剤も取りそろえる際に間違える可能性がありますので注意が必要です。

> **事例**　「レルベア®200エリプタ」が処方され1回1吸入の指示があった。この処方箋を受け付けた薬局にはレルベア®200エリプタは在庫がなく、レルベア®100エリプタの在庫があったため、処方医に問合せを行いレルベア®100エリプタへの変更の了解を得た。薬剤を交付する際、患者にレルベア®100エリプタを交付し、1回1吸入ではなく1回2吸入するように指導した。その後、この処方変更に関して誤りがあることに気づいた。

●レルベア®：ビランテロールトリフェニル酢酸塩・フルチカゾンフランカルボン酸エステル（β_2受容体刺激薬・副腎皮質ステロイド性薬）

　これは、気管支喘息あるいは慢性閉塞性肺疾患に適応をもつβ_2受容体刺激薬と副腎皮質ステロイド性薬が配合された吸入薬であるレルベア®100エリプタとレルベア®200エリプタの組成の違いを理解せずに処方変更の依頼をしてしまった事例です。通常、20 mg錠が1錠と10 mg錠が2錠は同じです。しかし、レルベア®100エリプタとレルベア®200エリプタは、単純に有効成分が倍量になっているわけではありません。レルベア®100エリプタは、1吸入でビランテロールとして25μg及びフルチカゾンフランカルボン酸エステルとして100μgが投与されますが、レルベア®200エリプタは、1吸入でビランテロールとして25μg及びフルチカゾンフランカルボン酸エステルとして200μgが投与されます。つまり、倍量になるのは副腎皮質ステロイド性薬のフルチカゾンフランカルボン酸エステルのみであり、β_2受容体刺激薬のビランテロールは同量ですので、レルベア®100エリプタを2吸入すると、ビランテロールが倍量投与されてしまいます。このように配合剤は、何と何の合剤なのか、それぞれの成分の量はどれくらいなのか、を把握しておく必要があります。それにより、多剤との相互作用や同効成分との重複にも気づくことができます。

> **事例**　「クラビット®点眼液1.5％」の処方に対して、0.5％の製剤を調剤して交付してしまった。

●クラビット®：レボフロキサシン水和物（ニューキノロン系抗菌薬）

　これは、調剤した薬剤師が複数の規格があることを知らず、さらに投薬した薬剤師も1.5％製剤の存在を把握していませんでした。クラビット®点眼液0.5％は、2000年に発売されましたが、クラビット®点眼液1.5％は2011年に発売されました。このように後から新しい規格が追加承認されることもありますので、最新の情報を常に収集しておく必要があります。

（3）処方された医薬品の使用方法が間違っているかもしれない!?

　外用薬の場合、内服薬や注射薬と比較して使用方法が複雑かつ多様であり、患者自身が正しい使用方法を十分理解した上で使用されなければなりません。そのためにも、薬剤師からの適切な情報提供や手技の指導が不可欠です。

> **事例**　「アドエア®100ディスカス　1日2回（1回2吸入）」の処方に対して、患者へ使用方法を説明する際に、「1回1吸入」と指導してしまった。

●アドエア®：サルメテロールキシナホ酸塩・フルチカゾンプロピオン酸エステル（β₂ 受容体刺激薬・副腎皮質ステロイド性薬）

　これは、指導内容を間違ってしまったために、必要量の半分しか吸入により投与されなかった事例です。患者に指導内容を正しく伝えなければ、正しく薬を使うことができません。また、吸入薬のデバイスにも多くの種類がありますので、使い方を正確に理解して指導する必要があります。吸入薬はごく微量な薬が肺へと到達するものなので、使用実感がもちづらいため、使い方に加えて効果判定も重要です。

（4）処方された医薬品も取りそろえた医薬品も正しいが、使用できない患者に処方されている!?

　患者のアレルギー歴、副作用歴、禁忌病名、医薬品の相互作用など患者の背景を理解しなければ、処方された医薬品がその患者に使ってよいかどうかはわかりません。局所に使用する外用薬だから影響が少ないと過信してはいけません。

> **事例**　以前からラタノプロスト点眼液0.005％を使用していた患者が、今回は「エイベリス®点眼液0.002％」に変更となった。患者との面談で、数年前に別の病院で白内障の手術を受けていたことが判明した。エイベリス®0.002％点眼液は、無水晶体眼又は眼内レンズ挿入眼の患者には禁忌であるため、疑義照会を行った。

●キサラタン®：ラタノプロスト（緑内障治療薬）
●エイベリス®：オミデネパグ イソプロピル（緑内障治療薬）

　これは、緑内障の治療薬であるラタノプロスト点眼液から同効薬のエイベリス®点眼液へと変更となった事例です。この時点では、問題のある処方ではありませんが、数年前に別の病院で白内障の手術をしていたことを処方医が見逃した、あるいは、エイベリス®点眼液が眼内レンズ挿入眼には禁忌であることを理解していなかった可能性があります。処方された医薬品の適応症だけでなく禁忌病名も把握しておくことで防止できる調剤事故があることを覚えておきましょう。

> **事例**　慢性疼痛患者に対して、初回導入として「フェンタニル貼付剤8.4 mg」を（他のオピオイド鎮痛薬からの切り替えではない患者に）使用し、貼付翌日に呼吸抑制が認められ、救急搬送された。

●デュロテップ®MTパッチ：フェンタニル（合成麻薬性鎮痛薬）

　オピオイド鎮痛薬の使用経験がない患者にフェンタニルを使用する場合、オピオイドに対する感受性が高く、重大な副作用として呼吸抑制等が発現する可能性が高まります。そのため、先行して他のオピオイド鎮痛薬を一定期間投与し、患者ごとに忍容性を十分に確認した上で、フェンタニルの投与を開始する必要があります。また、デュロテップ®MTパッチの添付文書には、「貼付中に発熱又は激しい運動により体温が上昇した場合、本剤貼付部位の温度が上昇しフェンタニル吸収量が増加するため、過量投与になり、死に至るおそれがあるので、患者の状態に注意すること。また、本剤貼付後、貼付部位が電気パッド、電気毛布、加温ウォーターベッド、赤外線灯、集中的な日光浴、サウナ、湯たんぽ等の熱源に接しないようにする

こと。本剤を貼付中に入浴する場合は、熱い温度での入浴は避けさせるようにすること。」との記載があるため、使用する際には適切な情報提供が必要です。

　また、本事例では、慢性疼痛治療に関するトレーニング（e-learning）を受講していない医師が処方したことも問題でした。慢性疼痛治療にフェンタニル貼付剤を使用する場合、薬剤師は、確認書（慢性疼痛治療に対する処方に関する）及び処方医がe-learningを受講していることを確認しなければ調剤してはなりません。

◆ 注射薬

　注射薬のほとんどは、血管内に直接投与されるため、薬の影響を直接的に受けるものです。したがって、事故が起きた場合の影響は甚大なものになりやすいため、細心の注意が必要です。注射薬には、アンプル、バイアル、シリンジ、ボトル、バッグがあります。形状が限られているため、外観はよく似ています。例えば、大きさ、ガラス色、表示文字色、ラベルデザインなど医薬品名が全く異なるものでも外観が似ていると取り違える危険性は高くなります。また、臨床現場では、注射処方箋に基づいて注射剤を取りそろえる調剤だけでなく、混合調製までを行うのが薬剤師の業務になりつつあります。よくある注射薬の使い方は、アンプル又はバイアル製剤を補液ボトルあるいはバッグの中に混合調製して点滴する方法です。そのため、点滴バッグの中にどの薬が溶けているのか、外見だけでは判断がつきません。取り違えた注射剤を混合しないようにすること、注射剤同士の物性的相互作用に注意を払うこと、注射剤の濃度や点滴速度に問題がないかを確認することが適正な注射剤混合調製業務に求められています。

（1）処方された医薬品が間違っているかもしれない!?
　内服薬・外用薬と同様に注射薬でも、酷似した名称の医薬品が多数存在します。同効薬による類似名称はさることながら、効能が全く異なる場合でも酷似した販売名による事故が報告されていますので気をつけましょう。

> **事例**　がん化学療法でタキソール®200 mgとパラプラチン®400 mgと処方すべきところを間違えて「タキソテール®200 mgとパラプラチン®400 mg」と処方してしまい、それに気づかずに患者へ投与されてしまった。

●タキソール®：パクリタキセル（抗悪性腫瘍薬）
●パラプラチン®：カルボプラチン（抗悪性腫瘍薬）
●タキソテール®：ドセタキセル水和物（抗悪性腫瘍薬）

　これは、同じタキサン系抗悪性腫瘍薬であるパクリタキセル（タキソール®）とドセタキセル（タキソテール®）の販売名が類似しているために生じた事例です。また、多くの病院で利用されているセット処方と呼ばれる定型処方区分から選んで用量を入力するだけのものから選び間違えたことが要因でした。がん化学療法のレジメンは、がん種や組合せによってその抗悪性腫瘍薬の投与量が変わるため、その患者が「○○がんで、△△療法を施行中である」という情報をきちんと把握しておかないと抗悪性腫瘍薬の種類、用量、投与間隔などが適切に管理できません。

事例　嘔気を訴えた患者に対して、医師が制吐薬のプリンペラン®注射液を処方しようとしたが、誤って「プリンク®注射液」を処方し、患者へ投与されてしまった。

●プリンペラン®：メトクロプラミド塩酸塩（胃腸機能改善薬）
●プリンク®：アルプロスタジル（末梢血管拡張薬）

　これは、オーダリングシステムでの3文字入力時に候補薬として抽出された医薬品の中から選び間違えた事例です。同じ「プリン」から始まる医薬品でも、プリンペラン®はメトクロプラミド塩酸塩という一般名の胃腸機能改善薬、プリンク®はアルプロスタジルという一般名の末梢血管拡張薬です。このように一般名、効能ともに全く異なるにもかかわらず、酷似した販売名をもつ医薬品の事故は甚大な被害につながる可能性があり、注意が必要です。同様の酷似した販売名による誤処方の事例として、サクシン®とサクシゾン®、ウテメリン®とメテナリン®が報告されています。サクシン®はスキサメトニウム塩化物水和物という一般名の筋弛緩薬、サクシゾン®はヒドロコルチゾンコハク酸エステルナトリウムという一般名の副腎皮質ステロイド性薬です。全く異なる用途ですが、同じ「サクシ」から始まる医薬品です。また、ウテメリン®はリトドリン塩酸塩という一般名の子宮弛緩薬、メテナリン®はメチルエルゴメトリンマレイン酸塩という一般名の子宮収縮薬で、効能は真逆です。しかし、同じ産婦人科領域で用いる薬であるため、間違いに気づきにくい側面があります。これらの事例を受けて、2009年（平成21年）にサクシン®注射薬はスキサメトニウム注へ、2010年（平成22年）にメテナリン®注はメチルエルゴメトリン注へ、2017年（平成29年）にプリンク®注射液はアルプロスタジル注へ、それぞれ名称を変更しました。

●サクシン®：スキサメトニウム塩化物水和物（筋弛緩薬）
●サクシゾン®：ヒドロコルチゾンコハク酸エステルナトリウム（副腎皮質ステロイド性薬）
●ウテメリン®：リトドリン塩酸塩（子宮弛緩薬）
●メテナリン®：メチルエルゴメトリンマレイン酸塩（子宮収縮薬）

（2）調剤した医薬品が間違っているかもしれない!?

　名称が似ている薬剤に加えて、外観が酷似している薬剤も取りそろえる際に間違える可能性があります。注射薬は、アンプル、バイアル、シリンジ、ボトル、バッグのデザインが製薬会社によって統一感がある場合もあり、「似たような形状のものを取りそろえてしまった」ということにならないよう注意が必要です。

事例　「ビソルボン®注4 mgを3アンプル」調剤して病棟に払い出した中に、ラシックス®注20 mgが1アンプル混入していた。

●ビソルボン®：ブロムヘキシン塩酸塩（気道粘膜溶解薬）
●ラシックス®：フロセミド（ループ利尿薬）

　この事例では、ビソルボン®注を保管していた引き出しに1本だけラシックス®注が混じっていた可能性があります。あるいは、1本足りないと思ってビソルボン®注を1アンプル取ったつもりがラシックス®注だったのかもしれません。ビソルボン®注はブロムヘキシン塩酸塩という一般名の鎮咳去痰薬、ラシックス®注はフロセミドという一般名の利尿薬で、全く用途が異なりますが、茶色のガラスアンプルで大きさもほぼ同じため、似た形状で取り違えたようです。ラベルまでしっかりと確認することで防げる事例です。

事例　「ケタラール®静注用200 mgを6 mL」投与するところ、誤ってケタラール®筋注用500 mgを調剤し、患者へ投与されてしまった。

●ケタラール®：ケタミン塩酸塩（全身麻酔薬）

　これは、静脈内投与と筋肉内投与という用途の違いだけではなく、濃度の違いから結果的には5倍量のケタミンが投与されてしまった事例です。ケタラール®静注用200 mgは200 mg/20 mL（10 mg/mL）ですので6 mLだと60 mgが投与量になります。一方のケタラール®筋注用500 mgは500 mg/10 mL（50 mg/mL）ですので、6 mLだと300 mgが投与量です。全身麻酔薬という効能を考えると過量投与は致死的な問題に発展しやすいため、特に注意が必要な医薬品です。これ以外にも同じ成分で濃度が異なる注射薬の例として、ナルベイン®注2 mgは2 mg/mL、ナルベイン®注20 mgは20 mg/2 mL（10 mg/mL）、モルヒネ塩酸塩注射薬10 mgは10 mg/mL、モルヒネ塩酸塩注射薬200 mgは200 mg/5 mL（40 mg/mL）などがあります。同じmLを取っても成分量が異なるので、規格の確認だけでは不十分で、濃度にも注意しなければなりません。

●ナルベイン®注：ヒドロモルフォン塩酸塩（麻薬性鎮痛薬）
●アンペック®注：モルヒネ塩酸塩水和物（麻薬性鎮痛薬）

（3）処方された医薬品の使用方法が間違っているかもしれない!?

　注射薬の一般的な使い方は、いくつかのアンプルやバイアル製剤を補液ボトル中に混合調製して点滴する方法です。したがって、注射薬の相互作用は、薬力学的、薬物動態学的に加えて混濁、沈殿といった外観変化や含量低下などの配合変化についても確認する必要があります。

> **事例**　「タケプロン®静注用30 mg 1バイアルとヴィーン®D注500 mL 1瓶」の注射処方箋に対し、ヴィーン®D注にタケプロン®静注用を混合することが不適切であることを見逃して調剤してしまった。

●タケプロン®：ランソプラゾール（プロトンポンプ阻害薬）
●ヴィーンD®：ブドウ糖加酢酸リンゲル液（電解質輸液）

　これは、注射薬同士の配合変化に気づけなかった事例です。その後、病棟の看護師から「ヴィーン®D注500 mLにタケプロン®静注用30 mgを混合して30分後に見たら、薬液が黒く変色していた」との連絡を受けてしまいました。調製後すぐに外観変化が起こる場合は、すぐに間違いに気づきますが、時間がたってから変化する場合や外観は変わらずに含量が低下してしまう場合は、配合変化に気づかずに患者へ投与されてしまうかもしれません。

> **事例1**　「ヒューマリン®R注100単位/mLを輸液へ8単位混合」する際、インスリン8単位は0.8 mLに相当すると思い込み、1 mL用の注射器でヒューマリン®R注100単位/mL 0.8 mLを500 mLの輸液に混合した。点滴投与開始から約2時間後、患者は意識レベルが低下するなどの重篤な低血糖症状に陥った。
>
> **事例2**　医師が「インスリン1時間あたり4単位」のつもりで「時間4」と口頭で指示した。指示を受けた看護師が1時間あたり4 mLと思い、投与した。その後患者は死亡した。

●ヒューマリン®：インスリン ヒト（糖尿病治療薬）

　インスリンは、規格の単位に注意が必要な医薬品です。多くの注射薬は、○○mg/mLと記載されていますが、インスリンの場合は、100単位/mLです。8単位＝0.8 mL、4単位＝4 mL、と勘違いしてしまったようですが、正しくは、8単位＝0.08 mL、4単位＝0.04 mLです。前者の場合は10倍、後者の場合は100倍の

インスリンが投与されてしまったために、甚大な被害につながりました。内服薬の項でも紹介しましたが、血糖降下は致死的な被害につながりやすいため、ただの勘違いでは済みません。インスリンには、インスリン用シリンジが用意されており、メモリがmLではなく「単位」になっています。血糖降下薬には細心の注意を払い、面倒だと思っても汎用されているシリンジではなく、インスリン用シリンジを事故防止のために利用しましょう。

> **事例**　「インスリン注射剤」の処方箋に対して、今回の処方では「使用単位数が変更」になっていたにもかかわらず、薬局内での薬袋作成時に単位変更に気づかず前回のままの単位を薬袋に表記し、説明した。その後、すぐに患者から単位変更について指摘されて誤りが発覚した。

　今回は、患者自身が自己注射するインスリン製剤であったため、医師から患者へ直接投与量の変更について伝わっていました。しかし薬を渡す薬局において、その変更点に気づけなかった事例です。本事例に限らず、薬剤交付時は調剤過誤を発見できる最終段階ですので、患者と一緒に確認しながら交付するように心がけましょう。

> **事例**　医師が看護師に「塩化カリウム補正」の点滴指示をしたところ、看護師が本来は、既に点滴している栄養剤に混ぜて投与しなければならない塩化カリウム溶液を注射器で直接注入してしまった。その直後に患者の容体が急変し、心不全で死亡した。

　薬剤師は、注射薬を取りそろえて調製するところまでを担当するので、患者へ投与される場面に薬剤師が介入することはなく、医師と看護師が担当します。そのため、この事例を薬剤師の立場で直接的に防ぐことはできませんが、情報提供を通じて注意喚起を促すことは可能です。カリウム製剤は急速静注すると心停止を起こすおそれがあるため、必ずカリウムとして濃度を 40 mEq/L 以下（塩化カリウム 0.3％以下）に希釈し、20 mEq/hr（8 mL/min）を超えない速度で投与します。シリンジタイプのカリウム製剤には、急速静注ができないような特殊な専用針が付属されていますが、プラスチックアンプル製剤を用いる場合には、注意が必要です。

（4）処方された医薬品も取りそろえた医薬品も正しいが使用できない患者に処方されている!?

　患者のアレルギー歴、副作用歴、禁忌病名、医薬品の相互作用など患者の背景を理解しなければ、処方された医薬品がその患者に使ってよいかどうかはわかりません。直接血管内に投与される注射薬は、特に影響が強く現れますので、注意が必要です。アレルギーを起こしやすい注射薬として、ペニシリン系抗生物質やセフェム系抗生物質など、非イオン系ヨード造影剤、局所麻酔薬などがあります。

> **事例**　手術後、点滴が終了したため「ヘパリンロック」を行った。しか
> し、事後にヘパリンロックをオーダーしようとして電子カルテの画
> 面を開いたところ、画面に「HIT（ヘパリン起因性血小板減少症）
> にてヘパリン禁」の表示がされていたことに気づいた。

　点滴ルート内の血液が凝固するのを防止するために行われる標準的な行為がヘパ
リンロックです。この事例では、外来カルテにはヘパリン禁忌の記載があったよう
ですが、入院診療情報記録の中にヘパリン禁忌が記載されていなかったため、ヘパ
リン禁忌の患者にヘパリンロックをしてしまいました。同様の事例として、胆管炎
に対して、以前薬疹を引き起こしたセフェム系抗生物質を投与してしまった後、そ
れに気づき投与中止としたが、当直医が誤って、翌日投与を再開してしまった事例
も報告されています。一言でセフェム系抗生物質といっても第1世代〜第4世代ま
で抗菌活性の異なる医薬品が数多く上市されていますので、名称だけでなくその薬
効分類まで理解して、包括的な防止策を講じる必要があります。

●文献
1）新任薬剤師のための調剤事故防止テキスト（第二版），日本薬剤師会，東京，2012.
2）公益財団法人日本医療機能評価機構：医療事故情報収集等事業　医療安全情報（http://www.med-safe.jp/contents/info/）
3）平成17年度厚生労働科学研究費補助金特別研究事業　処方せんの記載方法に関する医療安全対策の検討報告書，2006.
4）医療安全対策検討会議ヒューマンエラー部会：処方せんの記載方法等に関する意見（ヒューマンエラー部会より），2005.

（鳥越 一宏、吉澤 一巳）

2-4 ハイリスク薬の重点対策

はじめに

〈実務でのポイント〉

　ハイリスク薬は「特に安全管理が必要な医薬品」であり、誤った使用により患者に重大な健康被害（死亡、不可逆的な障害）を引き起こす可能性があります。ハイリスク薬の範囲は抗悪性腫瘍薬、免疫抑制薬、血液凝固阻止薬、糖尿病用薬、抗てんかん薬など多岐にわたり、これらは薬物療法において重要な位置づけとなっており、医療現場での安全管理は重要な課題になっています。

➡抗悪性腫瘍薬の重点対策については、p.71参照

　このような背景を受けて、2008年度（平成20年度）の診療報酬改定では、病院でハイリスク薬を使用する患者への薬学的管理の評価により、他の医薬品と差別化され高い薬剤管理指導料を算定できるようになりました。2010年度（平成22年度）の調剤報酬改定では、保険薬局においてハイリスク薬を調剤し薬学的管理及び指導を行ったときに算定できる特定薬剤管理指導加算が新設されました。また、2012年度（平成24年度）には病棟薬剤業務実施加算が新設されましたが、「患者、又はその家族に対し、ハイリスク薬等の説明を事前に行うこと」が算定要件になっています。ハイリスク薬を使用している患者への薬剤師の関わりは、医薬品の安全使用の観点から重要であり、社会からその役割を果たすことを期待されています。

ハイリスク薬の対象

　ハイリスク薬については、**表1**の内容を基に各医療機関が「医薬品の安全使用のための業務手順書」に定めています。

● 「医薬品の安全使用のための業務手順書」とは、医薬品の取扱いに係る業務の手順を文書化したものである。業務手順書の作成は、全ての薬局、病院、診療所、歯科診療所及び助産所の義務になっている。

表1　ハイリスク薬の対象

Ⅰ. 厚生労働科学研究「医薬品の安全使用のための業務手順書」作成マニュアルにおいて「ハイリスク薬」とされているもの
①投与量等に注意が必要な医薬品
②休薬期間の設けられている医薬品や服用期間の管理が必要な医薬品
③併用禁忌や多くの薬剤との相互作用に注意を要する医薬品
④特定の疾病や妊婦等に禁忌である医薬品
⑤重篤な副作用回避のために、定期的な検査が必要な医薬品
〈注射薬に関する特記事項〉
①心停止等に注意が必要な医薬品
②呼吸抑制に注意が必要な注射薬
③投与量が単位（Unit）で設定されている注射薬
④漏出により皮膚障害を起こす注射薬

Ⅱ．投与時に特に注意が必要と考えられる治療領域の薬剤（診療報酬、調剤報酬で算定できるハイリスク薬）

①抗悪性腫瘍剤　②免疫抑制剤　③不整脈用剤　④抗てんかん剤　⑤血液凝固阻止剤（内服薬に限る）　⑥ジギタリス製剤　⑦テオフィリン製剤　⑧カリウム製剤（注射薬に限る）　⑨精神神経用剤　⑩糖尿病用剤　⑪膵臓ホルモン剤　⑫抗HIV薬

Ⅲ．投与時に特に注意が必要と考えられる以下の性質をもつ医薬品

①治療有効域の狭い医薬品

②中毒域と有効域が接近し、投与方法・投与量の管理が難しい医薬品

③体内動態に個人差が大きい医薬品

④生理的要因（肝障害、腎障害、高齢者、小児等）で個人差が大きい医薬品

⑤不適切な使用によって患者に重大な害をもたらす可能性がある医薬品

⑥医療事故やインシデントが多数報告されている医薬品

⑦その他、適正使用が強く求められる医薬品

 ## ハイリスク薬の安全対策

　医薬品の安全対策を考える場合、医薬品の有害作用によって生じる患者の反応である「薬物有害反応（ADR：adverse drug reaction）」と医薬品投与のプロセスに関連した「メディケーションエラー（medication error）」の2つの視点に大別されます（**図1**）。ハイリスク薬の場合は特にメディケーションエラーは絶対に起こさないという姿勢が必要です。手に取った医薬品がハイリスク薬である場合、調剤や投与前の確認作業を厳密に行います。この確認作業を行うことで誤った使用による重大な健康被害を防止することができます。薬物有害反応はハイリスク薬を適正使用した場合においても発現する可能性が高いことを念頭に置きましょう。重篤な副作用の初期症状について患者に説明する、投与直後の急性過敏反応に注意する、投与期間中の継続した観察（バイタルサイン、肝機能、腎機能、血液障害、感染症等）などの対応が重要となります。また、ハイリスク薬による薬物有害反応のリスクを軽減する手段としてRMP（Risk Management Plan、医薬品リスク管理計画）の活用、好ましくない反応を惹起する可能性のある薬物相互作用の回避などがあげられます。

●調剤や投与時の確認事項として「投与患者、投与医薬品、投与目的、投与量・投与速度、投与経路、投与時間」があげられる。

●RMPとは医薬品の開発から市販後まで一貫したリスク管理を1つの文書にわかりやすくまとめたものであり、製造販売後における安全対策の一層の充実強化を図ろうとするものである。
➡RMPについては、p.33参照

```
                    ┌─────────────────────────┐
                    │   ハイリスク薬の安全対策   │
                    └─────────────────────────┘
                         │              │
        ┌────────────────┘              └────────────────┐
┌───────────────────────────┐    ┌───────────────────────────┐
│   薬物有害反応（ADR）       │    │   メディケーションエラー    │
│ （医薬品の有害作用によって │    │ （医薬品の投与までのプロセ │
│   生じる患者の反応）        │    │   スに関連するエラー）      │
├───────────────────────────┤    ├───────────────────────────┤
│・ADRの早期発見、重篤化回避 │    │・処方、調剤、与薬、投与に関連した過誤防止│
│  →服薬指導、フィジカルアセスメント、検査│  対策の立案、実施、評価     │
│    値の確認、他職種との連携　等│    │・メディケーションエラーの分類、要因分析│
│・ADRのリスク最小化          │    │                             │
│  →薬物相互作用の確認、RMP(医薬品リスク│    │                             │
│    ク管理計画)の活用　等    │    │                             │
└───────────────────────────┘    └───────────────────────────┘
```

図1　ハイリスク薬の安全対策

ハイリスク薬を対象とした薬学的管理のポイント

　ハイリスク薬を使用している患者に対しては服薬指導のみならず、アドヒアランスの確認、副作用等の確認を含めて総合的な薬学的管理を行います[1]。ハイリスク薬について患者又は家族に指導を行った場合は、確認した内容及び行った指導内容について記録します。ハイリスク薬は確認事項が多岐にわたるため副作用チェックシートなどを用いて、どの薬剤師が対応した場合でも同様の薬学的管理が行えるような工夫を行うことも有用です。また、医師への疑義照会や副作用回避・有効性確保のための処方提案、適正使用のためのプロトコールを作成し、医師との協議に基づく処方設計等、積極的な薬学的介入の取組（PBPM：Protocol Based Pharmaco-therapy Management、プロトコールに基づく薬物治療管理）が進んでいます。**表2**に薬効分類ごとの特に注意すべき事項を示します。

●ハイリスク薬の記録は基本的には他の薬の場合と同様であるが、特に問題に着目し、POS(problem oriented system)の思考に基づいて行うのが望ましい。指導内容についてはハイリスク薬のどの内容についてどのように説明を行ったか具体的に記録する。

表2　ハイリスク薬の対応で特に注意すべき事項

①**抗悪性腫瘍薬**（シスプラチン、フルオロウラシル、シクロホスファミド水和物、ドキソルビシン塩酸塩、パクリタキセル、ゲフィチニブ、ソラフェニブトシル酸塩、ベバシズマブ、ニボルマブ等）

・患者に対する治療内容（レジメン）の説明による理解の向上
・化学療法に対する不安への対応
・治療内容（レジメン）に基づく処方内容（薬剤名、用法用量、投与速度、投与期間、休薬期間等）の確認
・腫瘍マーカー等による治療効果の確認
・他剤との相互作用等確認
・副作用の防止及び副作用の早期発見とその対策
・適切な支持療法の提案
・患者に最適な疼痛緩和のため情報収集、処方提案と患者への説明

②**免疫抑制薬**（アザチオプリン、シクロスポリン、タクロリムス水和物等）

・血液検査等による治療経過と白血球数の確認
・症状や検査値等の確認による副作用モニタリング
・感染症の発症や悪化防止のための注意事項の患者への説明
・薬物血中濃度等による併用薬や食事（グレープフルーツ等）との相互作用の確認

③**不整脈用薬**（シベンゾリンコハク酸塩、リドカイン、ピルシカイニド塩酸塩水和物、アミオダロン塩酸塩等）

・QT延長を起こしやすい薬剤等、併用薬による症状の変化のモニタリング、必要に応じて心電図や薬物血中濃度の確認
・体調変化（ふらつき、動悸、低血糖等の副作用症状）の有無の確認
・最近の発作状況を聴取し、薬剤の効果が得られているか等の確認
・催不整脈作用が生じていないか確認

④**抗てんかん薬**（カルバマゼピン、バルプロ酸ナトリウム、ラモトリギン、レベチラセタム等）

・脳波検査等の参照による治療経過の確認
・服用患者のアドヒアランスの確認
・最近の発作状況を聴取し、薬剤の効果が得られているか等の確認（過小投与量設定による効果不十分に注意）
・薬物血中濃度等による併用薬の相互作用の確認

⑤**血液凝固阻止薬（内服薬に限る）**（ワルファリンカリウム、アスピリン、シロスタゾール、クロピドグレル硫酸塩、ダビガトラン エテキシラート、アピキサバン等）

・服用患者のアドヒアランスの確認

・服薬管理の徹底（検査・手術前の服薬中止、検査・手術後の服薬再開の確認）

・併用薬や食事（納豆等）、健康食品等との相互作用の指導

・ワルファリン使用患者におけるプロトロンビン時間、トロンボテスト等の血液検査による治療経過の確認と用量設計

・定期的な血液検査結果の確認による副作用モニタリング

・服用中は出血傾向となるので、過量投与の徴候（あざ、歯茎からの出血等）の確認とその対策

・日常生活での注意点の指導

⑥**ジギタリス製剤**（ジゴキシン、メチルジゴキシン）

・ジギタリス中毒症状（食欲不振、悪心・嘔吐、めまい、頭痛、不整脈の出現等）が発現していないかの確認とその対策

・薬物血中濃度等（有効治療濃度が狭い）による治療経過の確認

・血清電解質のモニタリングとK排泄型利尿薬やCa含有製剤、β受容体遮断薬等の併用薬と相互作用に注意

⑦**テオフィリン製剤**（テオフィリン、アミノフィリン水和物等）

・喫煙、カフェイン摂取等の嗜好歴及び健康食品の摂取状況確認

・併用薬との相互作用等確認

・服用による悪心、嘔吐、痙れん、頻脈等の副作用症状について説明し、体調変化の有無及びアドヒアランスの確認

・薬物血中濃度の確認と、投与量・間隔の適正化

⑧**カリウム製剤（注射薬に限る）**（塩化カリウム、L-アスパラギン酸カリウム等）

・投与量及び投与方法（希釈濃度・投与速度等）の妥当性の確認

・高齢者への投与量確認

・体外循環回路の高圧条件下で使用不可の確認

・電解質バランス等検査値の確認

・腎機能の確認

➡カリウム製剤の事例については、p.63参照

⑨**精神神経用薬**（ハロペリドール、アリピプラゾール、リスペリドン、オランザピン、クエチアピンフマル酸塩、ミアンセリン塩酸塩、セルトラリン塩酸塩、ミルタザピン、炭酸リチウム等）

・原疾患の症状と類似した副作用（錐体外路症状、パーキンソン症候群等）や致死的副作用（悪性症候群、セロトニン等）のモニタリング

・特に非定型抗精神病薬では、血液疾患、内分泌疾患等副作用モニタリング

・病識が不足している患者及び家族への教育とアドヒアランスの向上

・薬物の依存傾向を示す患者等に対して、治療開始時における適正な薬物療法に関する情報を提供

・自殺企図等による過量服薬の危険性のある患者の把握と服薬管理の徹底

・転倒・転落に関する要因の把握と注意喚起

⑩**糖尿病用薬**（グリメピリド、ナテグリニド、シタグリプチンリン酸塩水和物、ダパグリフロジンプロピレングリコール水和物等）

・血糖値の測定等による治療経過確認

・低血糖症状出現（他の糖尿病用薬との併用や高齢者、服用量や服用時間の誤り、食事摂取をしなかった場合）等に注意し、ブドウ糖携帯の指導

・低血糖及び低血糖症状出現時の対処法の指導

・服用時間の確認、服用忘れ時の対処法についての指導

⑪膵臓ホルモン剤（インスリン製剤）
・血糖値の測定等による治療経過の確認
・低血糖症状出現（他の糖尿病用薬との併用や高齢者、服用量や服用時間の誤り、食事摂取をしなかった場合）等に注意し、ブドウ糖携帯の指導
・低血糖及び低血糖症状出現時の対処法指導
・薬剤の保管方法、空打ち意義、投与部位について説明
・注射針の取扱い方法についての指導

⑫抗HIV薬（ラミブジン、エファビレンツ、リトナビル、ドルテグラビルナトリウム等）
・服用する回数や時間がライフスタイルと合致しているかの確認
・アドヒアランス低下による薬剤耐性HIV出現のリスクについての説明
・併用薬や健康食品等との相互作用の指導
・重大な副作用の早期発見のため、発熱・発疹等先行症状について指導し、体調変化の有無について確認
・血液検査等による治療経過と服薬状況の確認
・症状や検査値等の確認による副作用のモニタリング
・服用した薬剤の耐性化出現に対する確認

〔日本病院薬剤師会：ハイリスク薬に関する業務ガイドライン（Ver.2.2），2016. を参考に作成〕

ハイリスク薬の医療過誤事例

　ハイリスク薬の不適切な使用あるいは誤投与は絶対に避けなければなりません。これまでに関連する事例が報告され、注意喚起されています[2]。

> **事例**　イムラン®錠を内服している患者の尿酸値が高くなり、医師は、「フェブリク®錠」を新たに処方しようと思い、オーダリング画面に入力したところ、併用禁忌のアラートが表示された。処方するためにはコメントの入力が必要であり、医師はコメントに「継続」と入力して処方した。保険薬局からの疑義照会はなく、患者はイムラン®錠とフェブリク®錠の内服を開始した。2か月後、患者にめまい、ふらつき等の症状が出現した。ヘモグロビンが6.8 g/dLに低下しており、イムラン®錠とフェブリク®錠を併用したことによる骨髄抑制であることがわかった。

●イムラン®：アザチオプリン（免疫抑制薬）
●フェブリク®：フェブキソスタット（尿酸生合成阻害薬）

　医師は処方時にアラートが表示された際に処方内容が適切か確認する、薬剤師は併用禁忌の薬剤が処方された際は必ず疑義照会を行うといった基本的な対応を行っていれば防ぐことができた事例です。薬剤師は薬剤の保管棚に「併用禁忌あり」と表示して注意喚起する、併用禁忌に関して常に最新の知識をもっておくこと、情報が更新された際はオーダシステム等のマスタを修正するといった対応が必要です。

事例　看護師はスライディングスケール（糖尿病のインスリン療法における血糖コントロール方法の1つで血糖値を測定して、その値が目標の血糖値からどれくらい乖離しているかによって次に投与するインスリン量を増減させて調節する方法）の指示で「ヒューマリン®R注100単位/mL　4単位」を皮下注射することを確認した。看護師は「インスリン専用の注射器」があることは知っていたが、インスリンの4単位は4 mLであると思っていたため、5 mLの注射器にヒューマリン®R注4 mL（400単位）を準備し、皮下注射した。10分後にリーダー看護師に報告した際、100倍量を投与したことに気づいた。

●ヒューマリン®：インスリン ヒト（糖尿病治療薬）

　インスリンの誤投与は直ちに重大な健康被害に直結する可能性があり大変危険です。インスリンのバイアル製剤を使用する際は、「インスリン専用の注射器」を用いることを徹底する、インスリンのバイアル製剤のそばに「インスリン専用の注射器」を置くといった対策が必要です。また、スタッフの入れ替わりが日常的に起きる医療現場においては「インスリンのバイアル製剤は、1単位が0.01 mLである」ことの教育を何度も繰り返して行うことが重要です。

➡インスリン専用の注射器（インスリン用シリンジ）については、p.63参照

おわりに

　医学・薬学をはじめとした科学技術の進歩により、我々は薬から多くの恩恵を受けてきましたが、裏を返せば多くのリスクとも隣り合わせであるということを忘れてはなりません。毎年多くのハイリスク薬が登場し薬物治療の選択肢が拡大していますが、薬剤師はまず、薬の効果・副作用に関連する機序や、体内動態の特性の理解、適切な医薬品情報の収集・評価・提供といった基本的知識・技能を常に身につける必要があります。さらに、ハイリスク薬を使用している患者に対しては、適切なコミュニケーションをとり、フィジカルアセスメントなども用いて、病態や服薬状況を把握、副作用の発見、重篤化防止に貢献することが重要です。同時にハイリスク薬に関連する医療事故を防止するための環境整備や教育活動も薬剤師として取り組むべき課題です。

●文献

1) 一般社団法人日本病院薬剤師会：ハイリスク薬に関する業務ガイドライン（Ver.2.2），2016.
2) 公益財団法人日本医療機能評価機構：医療事故情報収集等事業　医療安全情報（http://www.med-safe.jp/contents/info/）

（岡田 浩司）

2-5 ハイリスク薬（抗悪性腫瘍薬）の重点対策

 がん薬物療法

　がん薬物療法（がん化学療法）は、抗悪性腫瘍薬によってがん細胞を死滅させたり、増殖を抑えたりする治療です。抗悪性腫瘍薬は、作用機序により、殺細胞性抗悪性腫瘍薬（cytotoxic agent）、分子標的薬（molecular target based agent）、ホルモン療法薬（hormonal agent）や免疫チェックポイント阻害薬（immuno-checkpoint inhibitor）などに分類されます。特に殺細胞性抗悪性腫瘍薬は、一般薬と比べて治療域が狭く、正常細胞にも影響を与えるため、効果が出る用量（治療域）で多様な副作用が出現します（**図1**）。分子標的薬では、標的分子の特徴に応じた特有の副作用が発現し、免疫チェックポイント阻害薬では、免疫学的機序による副作用が全身に起こり得ます。がん薬物療法では、それぞれの薬剤の特徴を生かして効果の増強や副作用の軽減を図るため、複数の抗悪性腫瘍薬を同時又は順次使用する併用療法として行うことが多いです。

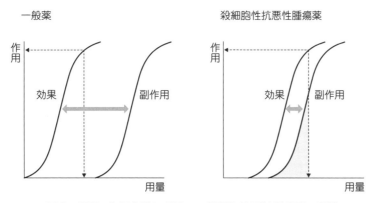

図1　用量−作用曲線における一般薬と抗悪性腫瘍薬の相違

　がん薬物療法では、副作用の発現は避けられず、わずかな投与量の違いや投与方法の違いによっても重篤な副作用が発現する可能性があります。そのため、治療を開始する前に、患者の状態、抗悪性腫瘍薬の投与量などの治療計画、併用する薬剤など慎重に確認する必要があります。過去には、抗悪性腫瘍薬の過量投与や投与スケジュールの誤りが原因の医療事故も発生しています。このような医療事故を防ぐためには、個々の医療従事者のスキルを上げるだけではなく、間違いを防ぐための仕組みを構築することが重要です。そこで、がん薬物療法においては、抗悪性腫瘍薬を個別に管理するのではなく、輸液や併用薬、投与スケジュールなど含めた一連の治療計画（レジメン、regimen）として取り扱うことにより、安全に実施することができます。

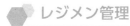 レジメン管理

　レジメンとは、抗悪性腫瘍薬とその溶解液、輸液、併用療法などが時系列に記載された治療計画書のことです（**表1**）[1]。

表1　レジメンの例（mFOLFOX6）

Rp	薬剤名	投与量	手技	ルート	投与時間	投与日/時間
1	グラニセトロン注 デキサメタゾン注 生理食塩液	1 mg 16 mg 100 mL	中心静脈注射	埋込型カテーテル	15分	Day 1 10：00
2	オキサリプラチン注 5%ブドウ糖液	85 mg/m² 250 mL	中心静脈注射	埋込型カテーテル	2時間	Day 1 10：15
3	レボホリナート注 5%ブドウ糖液	200 mg/m² 250 mL	中心静脈注射	埋込型カテーテル	2時間	Day 1 10：15
4	5-FU注 5%ブドウ糖液	400 mg/m² 50 mL	中心静脈注射	埋込型カテーテル	10分	Day 1 12：15
5	5-FU注 5%ブドウ糖液	2400 mg/m² 50 mL	中心静脈注射 （携帯型注入ポンプ）	埋込型カテーテル	46時間	Day 1 12：25

〔がん化学療法レジメン管理マニュアル第3版（濱敏弘監）、医学書院、東京、2019. を参考に作成〕

　レジメンを作成する最も重要な目的は、がん薬物療法の安全性の確保です。一般薬の処方のように、抗悪性腫瘍薬を個々に処方することはせず、あらかじめレジメンとして決めたものの中から選択して使うことで処方の誤りを防ぐことができます。登録されたレジメンから選択して使用することから、医療従事者が患者の治療内容を共有でき、相互にチェックすることで、伝達ミスや勘違いなどのエラーも防ぐことができ、より安全で効率的な治療が実施できます。さらに、安全の担保だけではなく、医師、薬剤師、看護師などのそれぞれの専門職が、効率よく主体的に職能を発揮できるようにするための情報源としての役割もあります。レジメン管理の目的（医療安全、多職種連携、医療資源の適正使用、がん薬物療法の標準化、業務の効率化）は相互にリンクし、影響し合いながら成立しています[2]。例えば、がん薬物療法の標準化を行えば、レジメン内容が統一されてシンプルになり、医療安全や業務の効率化につながります。このように多方面からのアプローチが安全性の向上に寄与します。

● がん薬物療法を安全に実施するためには、レジメンによる治療管理が必要である。

　通常、抗悪性腫瘍薬は、体表面積や体重あたりの標準投与量が設定されており、患者ごとに投与量を計算して投与します。投与スケジュールとして、投与日、投与順序、投与時間（投与速度）、投与間隔、投与期間、休薬期間が決められています（**図2**）。近年、注射の抗悪性腫瘍薬と経口の抗悪性腫瘍薬の併用治療も増えており、レジメンによる治療管理も複雑化しています。したがって、注意喚起の情報などが過不足なく効果的に盛り込まれたわかりやすいレジメンを作成する工夫も必要です。レジメンにおいて、治療の中心である抗悪性腫瘍薬の種類や投与量は当然共通ですが、輸液や制吐薬などの支持療法薬の内容は、施設によって異なることがあ

ります。

dose-dense TC療法（パクリタキセル＋カルボプラチン）

薬剤	投与方法	標準投与量	day1	day8	day15	day1……
パクリタキセル	点滴静注	80 mg/m²	○	○	○	○
カルボプラチン	点滴静注	AUC 6	○			○

図2　レジメンに使用する用語

レジメン登録

　レジメンは、個々の医師が自由に作成して使用することはできません。使用する抗悪性腫瘍薬の科学的妥当性をはじめ、治療の安全性、薬剤の相互作用などを複数の医療職（医師、薬剤師、看護師等）のチームで審査して、承認されたレジメンのみが院内登録され、運用されます。また、登録後も定期的な見直しをするなど、適切な管理をすることが重要です。このようにレジメン管理では、抗悪性腫瘍薬治療をレジメンとしてひとまとまりで管理するというだけではなく、複数の医療者の目を通して作成され、管理されることも治療の安全性を向上させる重要なポイントとなっています。したがって、レジメンの登録申請は、個々の医師が単独で行うのではなく、診療グループ内（診療科等）で検討し、コンセンサスを得たものを申請します。

　レジメンの登録申請では、施設で定められた共通の様式に治療内容などの必要事項を記載します。監査や登録時の誤りを防ぐために薬剤は投与する順番に記入します。また、申請するレジメンが適正であることを裏づけるエビデンスレベルの高い引用論文など、信頼性が高く、治療計画が明確に記載されている資料を添付する必要があります。

レジメン審査

　申請されたレジメンは、その治療計画の妥当性などが客観的に評価される必要があります。そのため、施設ごとにレジメン審査委員会などのレジメンの内容を審査するための委員会を設置し、施設として承認します。

　レジメン審査委員会の委員は、診療科の異なる複数の医師や薬剤師、看護師、事務職員などにより構成されます。委員会における審議の前に、薬剤部で担当薬剤師が申請されたレジメンについて事前に内容を確認し、添付資料におけるエビデンス

の有無についても検討します。また、申請されたレジメンだけではなく、既に登録されているレジメンとの整合性も確認する必要があります。同じ内容の抗悪性腫瘍薬による治療が複数の診療科から申請されることがあり、輸液や支持療法のみが異なるといったケースもあります。類似した登録レジメンが増えると混乱や間違いの原因となるため、輸液や支持療法など統一できる部分は、施設として可能な限り統一することが重要です。

図3にレジメン審査の流れの例を示します。診療科から申請されたレジメンは、薬剤部のレジメン管理担当薬剤師が添付資料や診療ガイドライン、最新の薬剤情報などを参考に、レジメンの内容（抗悪性腫瘍薬の投与量、投与方法、投与期間等）を検証します。不明な点は、申請者に問い合わせて、レジメン検討委員会に提出します。

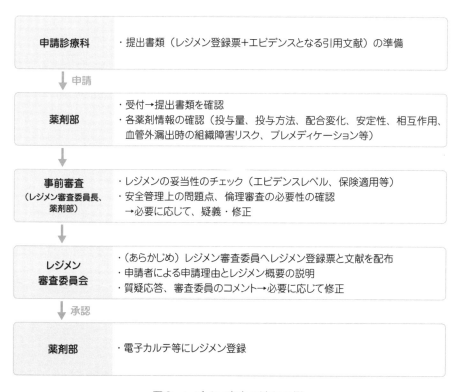

図3　レジメン審査の流れの例

レジメン検討委員会（事前審査）は、がん化学療法を行う内科系診療科の医師と薬剤師等で構成され、申請されたレジメンをレジメン審査委員会前に事前に精査します。必要に応じて、申請者にレジメン内容の説明や修正を求めることもあります。その後、レジメン審査委員会で審議され、問題がなければ、承認されて院内登録されます。レジメン審査委員会の承認に基づき、薬剤部の担当者がレジメンを電子カルテなどの院内システムに登録し、申請者による確認後レジメンが稼働となり、診療で使用することができるようになります。

レジメンチェック

　あらかじめ登録されたレジメンを使用することで、投与量や投与方法の誤りを防げたり、支持療法薬などの処方漏れがなくなったりするなど多くのメリットがありますが、個々の患者にその治療が適切かどうかは別に検討する必要があります。全身状態や臓器機能に応じた投与量の調節や支持療法の変更が必要となることがあります。レジメンオーダシステムなどにおいて機械的にチェックできる部分もありますが、現状では完全とはいえません。したがって、患者ごとに治療計画が適正かどうかを投与前に確認する必要があります。

がん薬物療法における薬剤師の役割

　がん薬物療法において、レジメンによる治療管理は、がん薬物療法を安全に実施する上で非常に重要です。薬剤師は、申請されたレジメン内容の確認だけではなく、レジメンを作成する段階から参画し、薬剤師の視点から支持療法の提案をするなど、より質の高いレジメンの作成に寄与する必要があります。また、分子標的薬や免疫チェックポイント阻害薬の増加により治療管理はますます複雑となり、安全・安心・効果的ながん薬物療法を行うには、副作用のモニタリングや検査値のチェック、適切な支持療法の実践など、抗悪性腫瘍薬投与後の安全管理もますます重要になっています。近年、プロトコールに基づく薬物治療管理（PBPM：Protocol Based Pharmacotherapy Management）が行われるようになり、がん薬物療法においてもレジメンの運用時に、PBPMとして患者個々に合わせた制吐薬の選択や必要な検査のオーダをするなど、より能動的な活動を推進していく必要があります。そのためには、より多くの時間を臨床の最前線で医師、看護師とともに活動し、診療内容や患者の状態を詳細に把握しながら、薬学的観点からの処方提案や症状マネジメントを実践することが大切です。

●薬剤師は薬学的観点から安全性、有効性、経済性に優れたレジメンの作成に寄与する。

●副作用モニタリングや支持療法の実践など、抗悪性腫瘍薬投与後の安全管理も重要である。

●文献
1）がん化学療法レジメン管理マニュアル第3版（濱敏弘監），医学書院，東京，2019.
2）森玄：レジメンマネジメントの流儀［1］レジメンマネジメントってなんだろう？【前編】【後編】. Cancer Board Square, 2 (1)：134-143, 2016.

（林 稔展）

Part **3**

調剤事故
発生時の対応

3-1 # 調剤事故発生時の初期対応

 ## はじめに

〈実務でのポイント〉

医療人として医療事故の被害を拡大させないためにも、万一の調剤事故発生時には速やかに初期対応をできるようにしておく必要があります。公益社団法人日本薬剤師会は、「調剤事故」を「医療事故の一類型。調剤に関連して、患者に健康被害が発生したもの。薬剤師の過失の有無を問わない。」と定義しています。病院では看護師や医師などの医療スタッフから、薬局では患者や患者家族からの連絡で発覚することが多いのですが、病院か薬局かにかかわらず、調剤事故発生時の初期対応で最も重要なことは、「現在の状況の把握」とその「対応」です。

➡日本薬剤師会による用語定義は、p.47参照

●初期対応で最も重要なことは、「状況の把握」とその「対応」である。

調剤事故発生時の対応

図1に、「調剤事故発生時の対応早わかりマニュアル」[1] を示します。初期対応として、①健康被害の確認、②被害拡大の防止（散剤の充填ミスが原因の場合な

1. 初期対応
①健康被害の確認
②被害拡大の防止（散剤の充填ミスが原因の場合など）
③処方医への連絡
④具体的かつ正確な情報の収集
《迅速な初期対応は最重要!》

2. 患者・家族への対応（基本姿勢）
ごまかさない、隠さない、非を相手に押し付けない、言い訳を言わない
間違って交付した薬を患者に持参させるなどの行為は厳に慎むこと!
《心情に配慮して誠意ある姿勢で!》

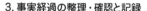

3. 事実経過の整理・確認と記録
①記録は主観を交えない
②客観的に事実のみを経時的に整理
③患者側への説明内容等も記録
《後々の混乱を避けるためにも記録は正確かつ詳細に》

4. 事後の対応
①事故報告書の作成　　　　②医療機関（処方医）への報告
③薬剤師会、行政機関などへの報告　④再発防止策の検討・実施
《医師・医療機関と連携して》

（新任薬剤師のための調剤事故防止テキスト, p33, 日本薬剤師会, 東京, 2012. より一部改変）

図1　調剤事故発生時の対応早わかりマニュアル

ど）、③処方医への連絡、④具体的かつ正確な情報の収集、の4項目があげられています。しかし初期対応は、発生した事例に合わせて臨機応変に対応する必要があり、必ずしもこの順番どおりに行えるとは限りません。

（1）現在の状況の把握

①健康被害の確認：まず、患者の健康被害が最も憂慮されるべきことです。そのことを念頭に置き、健康状態を確認します。

④具体的かつ正確な情報の収集：適切な対応をするためには、正確な情報が必要となります。そのため情報は、より具体的である必要があります。**表1**に「患者から電話で薬局に連絡があった場合の対応及び留意点」[1]を示します。状況を判断し対応を伝えるために、「誰（患者）」、「どの薬剤（服用薬剤）」、「どれくらい（服用量）」、「服用後の時間（経過時間）」、「体調の変化（健康状態）」は、健康被害の確認を行う際に非常に重要な情報です。また、情報を収集する際に、漏れがないようにする必要があります。患者等から問合せがあった際に適切にメモを取っておくことで、後日各々の事例について正確に検証することができます[2]。

表1　患者から電話で薬局に連絡があった場合の対応及び留意点

1）連絡を受けた時点での対応として、まず、下記事項を確認する。
　　　①患者の氏名
　　　②連絡してきた人の名前（本人との続柄）
　　　③電話番号（連絡先）
　　　④どこの医療機関の処方薬か
　　　⑤どのような間違いか
　　　⑥服用前か後か
　　服用後であれば
　　　⑦服用回数、服用からの時間
　　　⑧患者がどのような状態か

2）薬局で処方内容や調剤内容等を確認の上、折り返し電話する旨を伝える。
　　（相手の電話番号を確認し、一度電話を切る。）

3）折り返し電話をする前に、調剤録に記載された全ての薬剤と処方せん、薬歴等を手元に揃え、当該調剤に携わった薬剤師にも状況を確認するなどして、間違いが疑われる薬剤に関する情報をあらかじめ収集しておく。

4）これらの情報に基づいて救急処置の必要性について判断し、必要と思われる場合はただちに処方医に連絡し、状況を説明し、患者には受診を促す。救急処置の必要性について判断が難しいときは、医師に相談する。受診するとき、患者には薬やお薬手帳を持参するよう伝える。その時点で健康被害がなくても、その後に被害が生じる場合もあるため、処方医に連絡し、指示を仰ぐようにする。

5）電話での回答の留意点
　　電話で回答する際には、電話をかけてきた本人であるか確認する。回答は電話をかけてきた本人、または指定された関係者に対して行う。本人不在の場合はかけ直すなど、伝言等で済ませない。長時間待たせないようにする。患者から聞き取りや説明を行うときには、言葉遣いに注意し、患者の状況、心情等を思いやり、誠意を持って対応する。

（新任薬剤師のための調剤事故防止テキスト，p32，日本薬剤師会，東京，2012．より）

（2）対応

②被害拡大の防止：散剤の充填ミスが原因の場合など被害が拡大する可能性がある場合、早急に該当する患者を抽出し、情報提供等の対応を行い、被害拡大を未然に防ぐ必要があります。

③処方医への連絡：処方医とは薬物療法において連携して治療にあたっています。調剤事故が発覚した場合、当然、前述の①④で得られた情報・経緯を伝え、処方医に指示を仰ぎ、対応にあたる必要があります。ただし健康被害の状況によっては薬剤師が判断し、「救急車を呼ぶ」、「すぐに医療機関を受診する」など、患者が速やかに行動できるように、適切な指示をする場合があります。

（3）留意すべき点

患者・家族への対応：被害を被った患者・家族への心情に配慮した誠意ある姿勢が重要です。ごまかしたり、隠したり、非を相手に押しつけたり、言い訳をしないようにするなど、また、丁寧に説明をするように心がける必要があります。患者・家族との一度壊れた信頼関係を修復するのは、容易ではありません。

●患者・家族の心情への配慮が重要である。

職場内のスタッフとの対応：調剤事故発覚時の判断・対応において、対応する薬剤師の知識や経験がその後の事故の拡大に大きく影響することがあります。特に経験が少ない薬剤師は、先輩薬剤師、管理薬剤師などに相談し、適切な判断のもと組織として対応することを心がける必要があります。対応するスタッフによって説明等が違うと、それだけで患者・家族の信頼を大きく損なう原因となります。

◆ 薬局での調剤事故事例

事例　感冒症状のため、小児科より処方を受け、薬剤を指示どおり服用していた。

服用4日目に、患児の母親から、「昨日より下痢をしている」と電話連絡があった。先輩薬剤師が来局している患者に対応しているため相談が難しいと思い、電話を受けた薬剤師のみで対応した。

薬歴から処方量に問題がないことを確認し、母親には抗生物質服用で軟便になりやすいことを説明した。その際以前に風邪をひいたときにもらった薬の量に比べて多くないことを確認し、もらった薬を飲み切るように説明した。

その後調剤室が清潔であること、装置瓶に別の薬剤等が混入していないことを確認した。

次の日患者は下痢症状が強くなったため小児科を再受診した。処方医より連絡があり、受診時に母親はすごく憤慨しており、医師より「患者から相談があった時は報告してほしい」と、管理薬剤師に強い申し入れがあった。

本事例は、薬剤の処方量は通常量であり、調剤においても誤りはありませんでした。しかし、患者が調剤した薬剤を服用して、下痢症状である健康被害を発生していることから調剤事故に該当します。

（1）現在の状況の把握

①健康被害の確認

④具体的かつ正確な情報の収集

- ・家族（母親）からの電話連絡で発覚しました。
- ・患者が薬剤を服用し、下痢症状を呈していることを電話で確認しましたが、下痢症状の程度や回数、食事の摂取の有無を確認していません。

　薬剤師は、薬の影響による下痢症状であるが、緊急性は高くないと判断しました。しかし、状況を判断するには情報として十分とはいえません。

（2）対応

②被害拡大の防止

- ・調剤環境が衛生的であることを確認しました。
- ・薬剤の充塡ミスがないことを確認しました。

　以上のことから被害は拡大しないと判断しました。

③処方医への連絡

- ・電話を受けた薬剤師は、下痢症状は軽症であり、緊急性が高くないと判断し、薬剤の継続服用を指示し、先輩薬剤師や処方医への相談や連絡を怠りました。

●先輩薬剤師や処方医への相談や連絡を行い、対応にあたる。

（3）対応における問題点

- ・電話を受けた薬剤師の判断で、その場で家族に回答をしました。
- ・症状の悪化を想定しておらず、症状悪化後の対応について指示をしていませんでした。

　もし先輩薬剤師や処方医に相談し、母親に対して適切な指示をすることができれば、健康被害の悪化を避けることができた可能性がある事例です。

●処方医や職場スタッフとの連携で適切な判断と対応を心がける。

●文献
1）新任薬剤師のための調剤事故防止テキスト（第二版），日本薬剤師会，東京，2012.
2）薬局・薬剤師のための調剤行為に起因する問題・事態が発生した際の対応マニュアル，日本薬剤師会，東京，2014.

（阿部 学）

3-2 薬剤師の法的責任

 はじめに―薬剤師の責任―

〈実務でのポイント〉

　ひとたび重大な調剤事故が発生すると、調剤した薬剤師、監査した薬剤師、当該医療機関（薬局、病院等）には、さまざまな責任が発生します。

　「責任」には法的責任と道義的責任（社会的責任）があります。前者は法律上の根拠のある責任、後者は法律上の明確な根拠のない責任です。調剤事故が発生した場合、当該医療機関（薬局や病院等）や当該薬剤師が負う法的責任には次の3つがあります。

　　①民事責任：医療機関側が患者側に対してその損害を賠償すること

　　②刑事責任：当該薬剤師が国によって刑罰を科されること

　　③行政責任：当該薬剤師が監督官庁により行政処分を下されること

●民事、刑事、行政の3つの法的責任がある。

　医薬分業が進展し薬剤師の責任はますます高まっています。薬剤師には重い3つの法的責任があることを理解することが大切です。以下、法的責任について具体的に説明します。

 薬剤師や薬局等の民事上の責任（損害賠償責任）

（1）総論

　調剤過誤による民事上の責任とは、調剤や監査をした薬剤師や薬局、病院等が、患者やその遺族に対して負う損害賠償責任のことをいいます。損害賠償責任が発生する法律上の根拠としては、債務不履行責任と不法行為責任があります。

●民事責任には債務不履行責任と不法行為責任がある。

（2）債務不履行責任

　患者と薬局との間には調剤契約が、患者と病院等との間には診療契約が成立しています。これら契約の成立により、契約当事者となる患者と薬局、病院等は、契約に基づく義務を負います。この義務のことを法律上、「債務」といいます。

　患者は、薬局や病院等に対し、調剤契約や診療契約に基づき調剤や診察、投薬等に伴う代金を支払う債務を負います。一方、薬局や病院等は、患者に対し、調剤契約や診療契約に基づき、薬剤に関し、主として次の債務を負います。

　　①処方箋（指示）どおりに調剤、交付する義務

　　②疑義照会をする義務

　　③患者へ適切な情報提供と服薬指導をする義務

　　④薬剤や器具等を適切に管理する義務

　民法第415条は、「債務者がその債務の本旨に従った履行をしないとき（中略）は、債権者は、これによって生じた損害の賠償を請求することができる。」としています。この「債務者がその債務の本旨に従った履行をしなかったとき」のことを債務不履行といいます。

　もし、薬局や病院が上述の①から④までの債務を履行しなかった場合、例えば「薬剤師の間違いで処方箋と異なる薬を渡した場合」、「医師の処方箋の間違いに気づかないまま疑義照会をせずに薬を渡した場合」は、債務者である薬局や病院等は調剤契約や診療契約に基づく債務を履行しなかったこととなります。すなわち、債務不履行となります。

　これら債務不履行の結果、患者に健康被害が生じれば、この民法第415条における債権者である患者は、債務者である薬局や病院等に対し、損害の賠償を請求することができることになります。これが債務不履行に基づく損害賠償責任です。

●薬局等は債務不履行に基づく損害賠償責任を負う。

（3）不法行為責任

　民法第709条は、「故意又は過失によって他人の権利又は法律上保護される利益を侵害した者は、これによって生じた損害を賠償する責任を負う。」と記載しています。

　調剤過誤が発生した場合、調剤した薬剤師や監査を怠った薬剤師は、過失により他人に損害を与えてしまうことになるため、不法行為による損害賠償責任を負うことになります。

●薬剤師や薬局等は不法行為に基づく損害賠償責任を負う。

　また、民法第715条は、「ある事業のために他人を使用する者は、被用者がその事業の執行について第三者に加えた損害を賠償する責任を負う。（後略）」と記載しています。「使用者責任」と呼ばれる規定です。この規定により、勤務薬剤師が患者に損害を与えた場合、薬局や病院等を経営する法人や個人事業主も損害賠償責任を負うことになります。

（4）損害賠償責任を負う場合と負わない場合

　損害賠償責任を負うケースは、①債務不履行もしくは不法行為の成立、②損害の発生、③相当因果関係の3つが全てそろった場合です。

　例えば、調剤の間違いがあっても患者に健康被害がなければ損害がありません（②がない）。調剤の間違いがあり、薬剤服用後に患者が急変したとしても、それが薬剤と無関係の急変であれば、調剤の間違いと急変との間の相当因果関係が認められません（③がない）。これらの場合はいずれも損害賠償責任を負いません。（ただし、調剤の間違いが明らかなケースでは、不安感を与えたということで若干の慰謝料を支払う場合はあります。）

●調剤の間違いがあっても損害や因果関係がなければ損害賠償責任は負わない。

　一方で、調剤の間違いがあり（①）、患者に健康被害が生じ（②）、その健康被害の原因が調剤の間違いである場合（③）、薬剤師や薬局、病院等は損害賠償責任を負うことになります。

（5）具体的損害賠償額

　実際に損害賠償責任を負う場合の具体的損害額について説明します。

　債務不履行、不法行為のどちらの責任であっても、損害額についての考え方、計算方法は同じです。また、債務不履行と不法行為の両方が成立する場合であっても、重複して賠償責任を負うことはありません。そして、原則として、法律上認められるのは金銭による賠償であり、裁判所から謝罪を命じられるということもありません。

損害額の計算は、患者の年齢、仕事の有無、健康被害の内容等により変わります。

例えば、調剤過誤があっても健康被害が小さければ、賠償額も少額となります。

一方、調剤過誤による健康被害が大きければ賠償額も高額となります。

調剤過誤により患者が入通院を要した場合、医療費全額、入通院に伴う精神的慰謝料、患者が仕事を休業した場合はその給与相当額の休業損害を補償しなければなりません。後遺症が認められる場合は後遺障害慰謝料も補償します。寝たきりなど常時介護を要する場合の後遺障害慰謝料は2800万円程度にもなります。さらに、後遺症により就業不能となれば当該患者の将来の給与分を補償する必要が生じます。これを逸失利益といいます。加えて、後遺症に起因する付添介護費を補償しなければならないケースもあり、若い人が常時介護となれば、付添介護費だけで数千万円を補償しなければなりません。

● 補償すべき損害額は高額になることがある。

実際に、医療過誤の事例では損害額が1億円を超える多数の裁判例があります。薬剤師や薬局を含む医療機関は、このような重い民事責任があることを念頭に置くべきです。そして、医療機関（病院や薬局等）のみならず、薬剤師も、薬剤師賠償責任保険への加入を積極的に検討すべきです。

● 薬剤師も薬剤師賠償責任保険への加入を積極的に検討すべきである。
➡ 薬剤師賠償責任保険については、p.43、47参照

薬剤師の刑事責任

（1）業務上過失致死傷罪について

刑法第211条第1項は、「業務上必要な注意を怠り、よって人を死傷させた者は、5年以下の懲役若しくは禁錮又は100万円以下の罰金に処する。重大な過失により人を死傷させた者も、同様とする。」と規定しています。これは業務上過失致死傷罪という犯罪の規定です。調剤過誤により重大な健康被害が発生した場合は、その注意を怠った薬剤師に業務上過失致死傷罪が成立します。

ただし、調剤過誤があったとしても刑事責任が問われるケースはまれです。とはいえ、過失が重大で、かつ、被害が大きい事例では刑事責任を負ったケースがあります。

● 刑事責任（業務上過失致死傷罪）を負うことがある。

（2）具体的事例

関節炎治療薬であるソフタム（softam）を糖尿病治療薬であるゴンダフォン（gondafon）と読み間違えてしまい、患者が回復の見込みのない低血糖性びまん性脳症になった事例では、調剤した薬剤師に業務上過失致傷罪により禁錮1年、執行猶予3年の判決が言い渡されています。

また、酸化マグネシウム製剤であるマグミット®を調剤するところを、自動分包機カセットの設定ミスによりコリン作動薬のウブレチド®が多数の患者に交付され、1名が死亡した事例では、禁錮1年、執行猶予3年の判決が言い渡されています。

他にも、ワーファリン錠の分量の誤読の事例、合成副腎皮質ホルモン剤であるプレドニン®処方に対して投与量が同じであった糖尿病治療薬であるダオニール®を間違えて調剤した事例、抗てんかん薬のテグレトール®細粒を調剤する時に計算ミスをして10倍量を調剤した事例、昇圧薬であるリズミック®錠を調剤する際に

● ソフタム：アスピリン（非ステロイド性抗炎症薬）
● ゴンダフォン：グリミジンナトリウム（経口糖尿病治療薬）
● マグミット®：酸化マグネシウム（局所性制酸薬・塩類下剤）
● ウブレチド®：ジスチグミン臭化物（コリン作動薬）
● ワーファリン：ワルファリンカリウム（経口抗凝固薬）
● プレドニン®：プレドニゾロン（副腎皮質ステロイド性薬）
● ダオニール®：グリベンクラミド（経口糖尿病治療薬）
● テグレトール®：カルバマゼピン（抗てんかん薬）
● リズミック®：アメジニウムメチル硫酸塩（アドレナリン作動薬）

誤って糖尿病治療薬であるグリミクロン®を調剤した事例では、調剤した薬剤師にいずれも罰金刑が言い渡されています。また、このうち、ワーファリン錠の分量の誤読の事例と抗てんかん薬のテグレトール®細粒を10倍量調剤した事例では、監査した薬剤師にも罰金刑が言い渡されています。

　医療者が刑事責任を問われることに対しては、萎縮医療を招くなどとして反対の声が強くありますが、現在の法律を前提とする限り、薬剤師は刑事責任を負うことがあるのです。

●グリミクロン®：グリクラジド（経口糖尿病治療薬）

 薬剤師の行政上の責任（行政処分）

(1) 薬剤師法や厚生労働省の通知

　薬剤師法は、罰金以上の刑に処せられた場合、薬事に関し犯罪又は不正の行為があった場合、薬剤師としての品位を損するような行為のあった場合は、戒告や業務停止、免許取消しという行政処分をすることができる旨を記載しています（薬剤師法第5条、同法第8条第2項）。

　また、厚生労働省は「薬剤師の行政処分に関する考え方の一部改正について」と題する通知を発出しています（平成25年3月14日・薬食総発0314第1号）。同通知は、基本的考え方の1つとして**表1**のように記載しています。

表1　薬剤師の行政処分に関する考え方（基本的考え方より抜粋）

（1）薬剤師が、業務を行うに当たって当然に負うべき義務を果たしていないことに起因する行為については、国民の薬剤師に対する信用を失墜させるものであり、厳正な対処が求められる。その義務には、処方せん応需義務、処方せんに基づく適正な調剤、必要な医師等への疑義照会、薬剤交付時の情報提供、薬剤服用歴への真実の記載などといった病院・薬局における実務のほか、製造販売業における医薬品の品質管理業務や市販後の安全管理業務、医薬品製造業における製造管理業務、医薬品販売業等における管理業務など、薬剤師の職業倫理として遵守することが当然に求められている義務を含むものである。

●行政処分（業務停止等）を受けることがある。

　さらに、同通知は、事案別考え方の「(6) イ　医療過誤・調剤過誤（業務上過失致死、業務上過失傷害）」の中で、**表2**のように記載しています。

表2　薬剤師の行政処分に関する考え方（事案別考え方より抜粋）

　国民の健康な生活を確保する任務を負うべき薬剤師は、その業務の性質に照し、危険防止の為に薬剤師として要求される最善の注意義務を尽くすべきものであり、その義務を怠った時は医療過誤又は調剤過誤となる。
（中略）
　行政処分の程度は、基本的には司法処分の量刑などを参考に決定するが、明らかな過失による医療過誤や調剤過誤、さらには繰り返し行われた過失など、薬剤師として通常求められる注意義務が欠けているという事実については、重めの処分とする。
　なお、薬剤師が従事する施設、機関、組織等の管理・業務の体制、他の医療従事者における注意義務の程度、生涯学習に努めていたかなどの事項も考慮して、処分の程度を判断する。

(2) 具体的事例等

　実際に、ワーファリン錠の分量の誤読の事例では調剤した薬剤師と監査した薬剤師共に、昇圧薬であるリズミック®錠を調剤する際に誤って糖尿病治療薬であるグリミクロン®を調剤した事例では調剤した薬剤師が業務停止処分を受けています。

　ただし、調剤過誤に起因する行政処分はまれです。

　薬剤師の行政処分は厚生労働省の医道審議会薬剤師分科会の答申に基づいて厚生労働大臣が行いますが、厚生労働省のWebサイトにて公開されている同分科会の議事概要を確認したところ、2013年（平成25年）2月5日から2019年（令和元年）5月27日までの間、同分科会は少なくとも全76件について行政処分を行う旨の答申をしています。しかし、これらは調剤過誤と無関係な刑法犯、道路交通法違反、医薬品医療機器等法違反、麻薬及び向精神薬取締法違反、旧薬事法違反、不正請求事案が主な原因です。調剤過誤が原因となっている可能性のある業務上過失致死傷罪を理由とする行政処分の答申は僅か2件です。このことからも、調剤事故に起因する行政処分が極めてまれであることは明らかです。

（岡田　知也）

Part **4**

医療安全に果たす薬剤師の役割

4-1 医療安全管理者の役割

 はじめに

〈 実務でのポイント 〉

医療の質の向上と安全の確保は、医療機関が取り組むべき最優先課題の1つです。2007年（平成19年）4月施行の改正医療法により、医療機関の管理者は、医療法第6条の12及び同施行規則第1条の11の規定により、医療の安全管理のための体制を確保しなければなりません。そのため、医療機関の管理者は、自ら安全管理体制を確保し、医療安全管理者を配置します。医療安全管理者は、医療機関の管理者から安全管理のために必要な権限を移譲され、人材、予算及びインフラなどの必要な資源を付与され、管理者の指示に基づいて、医療機関内の医療に関わる安全管理を行います。また、特定機能病院においては、医療安全管理責任者を配置し、医療安全管理責任者は、医療安全管理部門、医療安全管理委員会、医薬品安全管理責任者及び医療機器安全管理責任者を統括します。

●医療提供施設における医療安全体制を知る。

●医療安全管理者の役割を理解する。

医療安全管理者の業務

医療安全管理者は、専任の医師、専従/専任の看護師・薬剤師その他の医療有資格者とされています。医療安全管理者は、医療機関の管理者から移譲された権限に基づき、以下の業務を通して医療機関内の医療に関わる安全管理を行います[1]。

▶専従：他の仕事と兼務できない。
▶専任：他の仕事と兼務できる。

（1）安全管理体制の構築

職種横断的な組織としての安全管理委員会あるいは安全管理部門の運営を行います。必要に応じて医療機関の管理者と協力し、医療事故発生時にその内容や緊急性に応じて適宜対策を立案できる組織体制を構築します。安全管理のための指針を策定します。安全管理に関する委員会等の組織の目的に応じた活動を支援します。

（2）医療安全に関する職員への教育・研修の実施

職種横断的な医療安全活動の推進や、部門を超えた連携を考慮し、職員に対する教育・研修を企画し、実施します。研修実施後に、研修担当者とともに、参加者の反応や達成度等について研修の評価を行い、改善します。職員の参加型研修、具体的な事例を用いて対策を検討するような研修を企画します。院内巡視や事故報告による情報を基に、各部署・部門における、安全管理に関する指針の遵守状況や問題点を把握し、事故の発生現場や研修の場での教育に反映させます。

●医療安全研修の内容を知る。

（3）医療事故を防止するための情報の収集、分析、対策立案、フィードバック、評価

医療事故の発生予防及び再発防止のための情報を収集するとともに、医療機関内における医療安全に必要な情報を院内の各部署、各職員に提供します。

医療事故やヒヤリ・ハット等の分析を行い、医療安全に必要な情報を探します。事例の事実確認を行い、医療事故の発生予防、再発防止に向けて、必要に応じて、RCA（根本原因分析法）、SHELモデル等の原因分析手法を用いて分析します。

➡RCA（根本原因分析法）、SHELモデルについては、p.25、26参照

　事例の分析とともに安全確保のための対策を立案します。立案にあたっては、①実行可能な対策、②医療機関の組織目標を考慮した内容、③対策に根拠があり成果が期待される、④対策実施後の成果や評価の考え方についても立案時に盛り込む、といった点を考慮します。

　医療安全に関する情報や対策等について、組織の指揮系統を通じての情報提供と併せて、定期的な医療安全ニュースの配布や職員への一斉メール配信等の方法により、各部署・職員へフィードバックし、周知します。

　対策実施後の成果について評価し、評価に基づいた改善策を検討・実施するというようにPDCAサイクルを回します。

➡PDCAサイクルについては、p.52参照

（4）医療事故への対応

　事前に事故の発生に備えた対応を検討します。医療事故が発生した場合は、関係者の事故対応について支援します。事故によって生じる他の患者への影響拡大を防止するための対策を行います。再発防止のための事例調査、報告書の取りまとめに協力し、院内各部署への周知を図ります。

（5）安全文化の醸成

　職員から安全管理委員会にヒヤリ・ハット事例や事故情報が遅滞なく報告され、安全管理委員会において原因の分析が行われ、必要な対策が検討・実施され現場に生かされるよう、全職員に働きかけます。

　医療機関内から提供された医療安全の情報が、適切に生かされた事例の紹介等を行います。

　医療安全に関連する情報収集、情報の提供、研修の開催等それぞれの場面に、職員とともに患者・家族が参加することで、医療安全の確保についての職員及び患者・家族の意識が高まるよう働きかけます。

　医療安全の確保のためには、関連する情報の収集、提供が必要であり、その情報の活用にあたっては、個人の責任を追求するものとならないように配慮します。

　全職員が、医療安全について自らのこととして考え、医療現場から積極的に取り組むよう、職場の医療安全意識を高めます。

◆ 医療安全管理者としての薬剤師の役割

　2019年（平成31年）1月〜4月及び（令和元年）5〜9月に、公益財団法人日本医療機能評価機構の医療事故情報収集等事業に報告された薬剤に関わる医療事故は214件（全体の7.2%）、ヒヤリ・ハット事例は7,481件（全体の36.1%）でした[2]（**図1**）。また、ヒヤリ・ハット事例の当事者職種の内訳は、患者との距離が近い看護師が非常に多くなっています[3]（**図2**）。このように医薬品に関わる医療事故、ヒヤリ・ハット事例は、医薬品が薬剤師の手から離れた部署でも高頻度で起こっています。また、医薬品に関する医療事故、ヒヤリ・ハット事例は危険性も高

いことから、薬の専門職である薬剤師は医療チームの一員として医薬品の安全な使用を通して医療安全管理者としての重要な役割を担わなければなりません。また、医療提供施設に位置づけられている保険薬局においても、薬剤師は薬の専門職として、医療安全への貢献が期待されています。

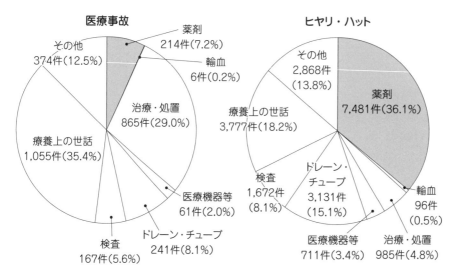

図1　2019年1月から9月における医療事故、ヒヤリ・ハット事例報告の件数

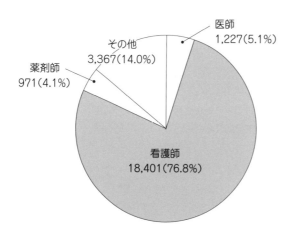

図2　2019年1月から9月におけるヒヤリ・ハット事例報告の当事者内訳

●文献
1）厚生労働省：医療安全管理者の業務指針および養成のための研修プログラム作成指針―医療安全管理者の質の向上のために―，2007.
2）公益財団法人日本医療機能評価機構：医療事故情報収集等事業　第59回報告書（2019年7月〜9月），2019.
3）公益財団法人日本医療機能評価機構：医療事故情報収集等事業　報告書・年報　集計表（web公開分）（http://www.med-safe.jp/contents/report/html/StatisticsMenu.html）

（角本 幹夫）

4-2 医薬品安全管理責任者の役割

 はじめに

　2007年（平成19年）4月施行の改正医療法により、医療機関の管理者は、医療法第6条の12及び同施行規則第1条の11第2項第2号の規定により、医薬品に係る安全管理のための体制を確保しなければなりません。そのため、医療機関の管理者は、医薬品の使用に係る安全な管理のための責任者（医薬品安全管理責任者）を配置しなければなりません。

 医薬品安全管理責任者の業務

　医薬品安全管理責任者は、病院においては管理者との兼務は不可となっており、医師、歯科医師、薬剤師、看護師（助産所の場合は助産師を含む）又は歯科衛生士（主として歯科医業を行う診療所に限る）のいずれかで、医薬品に関する十分な知識を有する常勤職員であるとされています[1]。病院においては、医薬品の専門家である薬剤師がその業務を担っています。

　医薬品安全管理責任者は、医療機関の管理者の指示の下に、以下の業務を通して医療機関における医薬品の安全使用のための体制を確保します。

●医薬品安全管理責任者の役割を理解する。

（1）医薬品の安全使用のための業務手順書の作成
　「医薬品の安全使用のための業務手順書」（以下、医薬品業務手順書）には医療機関の規模や特徴に応じて、次に掲げる事項を含みます。
　①病院等で用いる医薬品の採用・購入に関する事項
　②医薬品の管理に関する事項〔医薬品の保管場所、医薬品医療機器等法等の法令で適切な管理が求められている医薬品（麻薬・向精神薬、覚せい剤原料、毒薬・劇薬、特定生物由来製品等）の管理方法等〕
　③患者に対する医薬品の投薬指示から調剤に関する事項〔患者情報（薬剤の服用歴、入院時に持参してきた薬剤等）の収集、処方箋の記載方法、調剤方法、処方箋や調剤薬の鑑査方法等〕
　④患者に対する与薬や服薬指導に関する事項
　⑤医薬品の安全使用に係る情報の取扱い（収集、提供等）に関する事項
　⑥他施設（病院等、薬局等）との連携に関する事項
　また、医薬品業務手順書は作成後も必要に応じて見直しを行う必要があります。医薬品業務手順書の作成や変更は、医療安全管理委員会等において協議した上で行います。

（2）従業者に対する医薬品の安全使用のための研修の実施
　研修は必要に応じて実施します。その際、医療安全に係る研修と併せて実施する

ことも可能です。研修内容としては、①医薬品の有効性・安全性に関する情報、使用方法に関する事項、②医薬品業務手順書に関する事項、③医薬品による副作用等が発生した場合の対応（施設内での報告、行政機関への報告等）に関する事項などがあげられます。

（3）医薬品業務手順書に基づく業務の実施

従業者の業務が医薬品業務手順書に基づいて行われているかを定期的に確認し、確認内容を記録します。

●医薬品業務手順書に基づいた業務の実施を確認する。

（4）医薬品の安全使用のために必要となる情報の収集その他の医薬品の安全使用を目的とした改善のための方策の実施

医薬品添付文書情報、医薬品製造販売業者・行政機関・学術雑誌等からの情報を広く収集し管理し、得られた情報のうち必要なものは当該情報に係る医薬品を取り扱う従業者に迅速かつ速やかに周知徹底を図ります。情報の収集等にあたっては、医薬品医療機器等法において、①製造販売業者等が行う医薬品の安全な使用のために必要な情報の収集に対して医療機関等が協力するよう努める必要があること等（同法第68条の2第2項・第3項）、②薬局開設者、病院もしくは診療所の開設者又は医師、歯科医師、薬剤師その他の医薬関係者は、医薬品について、当該品目の副作用等の発生を知った場合において、保健衛生上の危害の発生又は拡大を防止するため必要があると認めるときは、厚生労働大臣に対して副作用等を報告することが義務づけられていること（同法第68条の10第2項）に留意する必要があります。報告窓口は、同法第68条の13第3項に基づき、独立行政法人医薬品医療機器総合機構となっています。

薬局における医薬品安全管理責任者

2006年（平成18年）6月の旧薬事法改正により、2007年（平成19年）4月1日より薬局の開設者には「薬局における安全管理体制の整備」が義務づけられました[2]。医薬品の業務に係る医療の安全を確保するため、薬局開設者が遵守すべき事項は以下のとおりです[3]。また、従業者が行う業務の管理を行うための責任者として、医薬品安全管理責任者が置かれており、多くの場合、管理薬剤師が医薬品安全管理責任者を兼ねています。

（1）医療の安全を確保するための指針の策定

①薬局における医薬品の業務に係る医療の安全を確保するための基本的考え方に関すること、②従業者に対する研修の実施に関すること、③医薬品の使用に係る安全な管理（以下、安全使用）のための責任者に関すること、④従業者から薬局開設者への事故報告の体制に関すること、⑤医薬品業務手順書の作成及びこれに基づく業務の実施に関すること、⑥医薬品の安全使用のために必要な情報の収集に関すること、⑦患者からの相談の対応に関すること、⑧上記以外に医薬品の業務に係る医療の安全を確保することを目的とした改善のための方策の実施に関することが含まれる指針です。薬局開設者は、策定した指針を従業者へ周知するとともに、薬局開

設者及び従業者は当該指針に基づき適切に対応します。一般用医薬品の販売等の業務に係る安全の確保については、医薬品の業務に係る安全を確保する観点から、当該指針を踏まえ、調剤等の業務に係る安全確保に準拠した取扱いをします。

（2）従業者に対する研修の実施

　薬局開設者は、薬局の従業者に対して研修を実施することにより、薬局における医薬品の業務に係る医療の安全を確保するための基本的考え方、安全確保に関する具体的方策等について、個々の従業者が理解を深め、安全確保に関する意識を高めるとともに、薬局において安全に業務を遂行するための技能の向上等に努めます。研修会は年2回は開催し、その記録を3年間保存します。

（3）医薬品の安全使用のための責任者の設置

　医薬品安全管理責任者は、医薬品に関する十分な知識を有する常勤薬剤師であり、薬局管理者が兼務しても差し支えありません。

（4）従業者から薬局開設者への事故報告の体制の整備

　薬局開設者は、薬局において発生した医薬品の業務に係る事故等の情報に関し、従業者から迅速な報告がなされるよう、報告に関する手順や報告すべき情報の範囲などを明示し、事故報告の体制を整備します。

（5）医薬品の安全使用のための業務手順書の作成と当該手順書に基づく業務の実施

　薬局開設者は、医薬品業務手順書を作成し、従業者に対して当該手順書に基づき業務を実施するよう指導するなど、適切に運用します。

　医薬品業務手順書に記載される項目としては、①医薬品の購入、②医薬品の管理、③調剤業務、④医薬品情報の取扱い、⑤事故発生時の対応、⑥他施設との連携などがあげられます。医薬品業務手順書は作成するだけでなく、当該手順書に基づいて業務を実施しなければなりません。従業員が当該手順書に基づいて業務を行っているかを定期的に確認し、確認内容を記録します。薬局業務に関して改善すべき点を把握した場合には、薬局開設者に対して必要な意見を述べます。また、医薬品業務手順書は、作成後も必要に応じて見直しを行う必要があります。

（6）医薬品の安全使用のために必要となる情報の収集

　薬局開設者は、医薬品の安全使用のために必要な情報を収集するよう、医薬品安全管理責任者に対して、製造販売業者、行政機関、学術誌等からの情報を広く収集し、管理させ、得られた情報のうち必要なものについて、従業者に迅速かつ確実に周知徹底させます。

（7）その他医薬品に係る医療の安全確保を目的とした改善のための方策の実施

　以上の他、薬局開設者は、医薬品の業務に係る医療の安全確保のため、①ヒヤリ・ハット事例の収集、②収集した事故事例、ヒヤリ・ハット事例の分析と改善措置、③薬局における事故事例、ヒヤリ・ハット事例の共有を行います。

●文献
1) 厚生労働省：良質な医療を提供する体制の確立を図るための医療法等の一部を改正する法律の一部の施行について．医政発第0330010号，平成19年3月30日．
2) 日本薬剤師会：薬局における安全管理体制の整備について，2007．
3) 厚生労働省：薬事法施行規則の一部を改正する省令の施行について．薬食発第0326024号，平成19年3月26日．

（角本 幹夫）

4-3 感染防止対策

はじめに

〈実務でのポイント〉

医療の安全確保を考える上で、感染防止対策は、今日の安全な医療に欠かせない重要な業務です。まず、院内感染対策委員会では、病院長、薬剤部長、看護部長、各部門の管理責任者が感染防止に責任を負い早期に対策を講じています。

医療機関における病原体の伝播を封じる対策には、①病原体を保菌・感染した患者から保菌していない患者へ広げない対策、②患者への抗菌薬の使用を適切に管理する対策の2つの対応があります。前者に関しては、病原体を広げない対策を実践する感染制御チーム（ICT：infection control team）があり、施設内の感染防止対策や施設間での情報共有を行えば、感染防止対策加算として保険診療上でも評価されます。一方、後者に関しても、AMR（薬剤耐性）対策*の必要性から保険診療上でも評価されるようになり、抗菌薬の適正使用を支援する抗菌薬適正使用支援チーム（AST：antimicrobial stewardship team）が活動しています。

ICTは、インフェクションコントロールドクター（ICD：infection control doctor）、感染制御専門薬剤師、感染管理認定看護師などが感染対策を指導、管理、実施し、感染対策マニュアル作成、スタッフ教育、サーベイランス、アウトブレイクへの介入などを実践しています。

ASTは、主治医が抗菌薬を使用する際、個々の患者に対して最大限の治療効果を導くと同時に、有害事象をできるだけ最低限にとどめ、いち早く感染症治療が完了できる（最適化する）ようにする目的で、主治医の支援を行っています。具体的には、患者のそばにいる病棟薬剤師が中心となって活躍しモニタリングを行い、ASTに報告・相談し対策を講じているのが現状です。したがって、薬剤師の役割は重要です。

●感染防止対策は、これまで院内の各部門が独自に行ってきた行動を、各部門がチーム医療として共同行動を取らなければ成功しない。

▶ ＊ 日本ではAMR対策アクションプラン（2016-2020）が公表され、抗菌薬使用量の減少や主な微生物の薬剤耐性率の減少なども成果指標として取組が行われている。

感染予防の基本的考え方とその方法

感染症の発生には、①感染源 ②感染経路 ③感受性のある人（感染を受ける可能性のある人）の3つの要素が必要になります。この3つのつながりを断ち切れば、感染症は予防できます（表1）。

表1　感染症の発生に必要な要素と予防対策

要素	予防対策
感染源：病気の原因となる病原体（細菌、ウイルス等）等をもつ物や人、汚染された器具や食品、患者等	発病者の早期発見と治療、定期的な清掃による清潔保持、適切な消毒など、感染源を持ち込まない・増やさない対策をとる

感染経路：病原体（細菌、ウイルス等）が体内に侵入する経路　※接触感染、飛沫感染、空気感染がある	手洗いの励行、患者の血液、便、嘔吐物等の排泄物には直接触れないなどの標準予防策の徹底及び感染経路別予防策を行うことにより、感染症を施設内で広げない・持ち出さない対策をとる
感受性のある人：感染を受ける可能性のある人　※特に抵抗力の弱い人（高齢者・乳幼児・基礎疾患のある者）のことをいう	抵抗力をつけるためには、十分な栄養・睡眠をとることや予防接種などが大切である

衛生的な手洗い、スタンダードプリコーションの実施

　標準予防策（スタンダードプリコーション）は、全ての人は伝播する病原体を保有していると考え、患者及び周囲の環境に接触する前後には手指衛生を行い、血液・体液等にばく露するおそれのあるときは個人防護具を用いることです。具体的には、患者の血液、体液（唾液、胸水、腹水、心嚢液、脳脊髄液等全ての体液）、分泌物（汗は除く）、排泄物、あるいは傷のある皮膚や粘膜を、感染の可能性のある物質と見なし対応することで、患者と医療従事者双方における病院感染の危険性を減少させます。これらの湿性物質との接触が予想されるときには個人防護具を用い、処置の前後には手洗い・手指消毒を行うことが、全ての院内感染対策の基本です。具体的には、湿性物質に触るとき→手袋、口・鼻の粘膜が汚染されそうなとき→マスク、衣服が汚れそうなとき→プラスチックエプロン・ガウン、飛沫が目に入りそうなとき→アイシールド・ゴーグル、顔・目・口・鼻の粘膜が汚染されそうなとき→フェイスシールドをあらかじめ着用します。

　全ての医療行為の基本となり、感染防止に対して一番大きな役割を果たすのが手指衛生（手洗い、手指消毒）です。手指衛生は、石けんと流水で行う手洗いと、アルコールをベースにした速乾性手指消毒薬で行う手指消毒があります。手洗いの手順としては、適量の石けんを手に取り、手のひら、指先や爪、手の甲、指の間、親指、手首の6か所を十分な時間洗えば衛生的な状態になります。しかし、親指の付け根と指先など洗い残しやすい箇所に注意が必要です。アルコールをベースにした速乾性手指消毒薬で行う場合も、手洗いと同じ部位に十分量の消毒薬を用いて乾燥するまで擦り込めば、表在する汚染細菌、常在細菌を可能な限り殺菌することができます。医療行為の合間では、目に見える汚染がある場合は、石けんと流水による手洗いを行い、目に見える汚染がない場合は、簡便で除菌の確実性から速乾性手指消毒薬による手指消毒が推奨されています。

　これに加えて、感染経路別（空気感染、飛沫感染、接触感染）予防策を行うことが推奨されています。

代表的な消毒薬の用途・使用濃度及び注意点

　消毒薬は大きく3つに分類されます（**表2**）。高水準は最も抵抗性の強い細菌芽胞まで効果を示しますが、毒性が強いため生体には使用できず、一部の器材への使

● 全ての人は伝播する病原体を保有していると考え、患者及び周囲の環境に接触する前後には手指衛生を行い、血液・体液などにばく露するおそれのあるときは個人防護具を用いる。

● 手指衛生は、石けんと流水で行う手洗いと、アルコールをベースにした速乾性手指消毒薬で行う手指消毒とがある。全ての医療行為の基本となり、感染防止に対して一番大きな役割を果たしている。

用に限られます。他方、中水準・低水準は生体に対する消毒が可能です。中水準は一般細菌、真菌、結核菌及び一部のウイルスに有効ですが、芽胞には必ずしも有効ではありません。低水準は、一般細菌の栄養型には有効ですが、結核菌、ウイルス、真菌に対して効果は低いです。

表2 代表的な消毒薬の用途・使用濃度及び注意点

	薬品名	用途	使用濃度	注意点
高水準	グルタラール	内視鏡	2～3.5%	人体への毒性あり。取り扱うときにはゴーグル、マスク、ゴム手袋を着用する
	フタラール	内視鏡	0.55%	
中水準	次亜塩素酸ナトリウム	哺乳瓶、経腸栄養剤投与セット	0.01～0.02%	金属腐食性が強い
		ウイルス汚染血液	0.5～1%	
	ポビドンヨード	手術部位の皮膚、粘膜、創傷部位	10%	希釈液では効力低下が大きい
	エタノール	手指、皮膚、医療器具	76.9～81.4%	粘膜、損傷皮膚には使用できない
低水準	クロルヘキシジングルコン酸塩	手指、皮膚	0.1～0.5%	有機物の存在で効果が低下する
		創傷部位	0.05%	
	ベンザルコニウム塩化物	手指、皮膚	0.05～0.1%	有機物の存在や石けんとの併用で効果が低下する
		粘膜、創傷部位	0.01～0.025%	
		医療器具	0.1～0.2%	

 臨床検体・感染性廃棄物の適切な取扱い

　医療に関連して発生する病原体が付着している可能性のある廃棄物を感染性廃棄物といいます。血液、血清、血液製剤などが付着したもの、患者から採取した臨床検査試料、使用済みの注射器や点滴セット、手術に使用したはさみ、メスなどです。これらの廃棄物は他の廃棄物とは区別して、バイオハザードマークを貼付し、滅菌、焼却、あるいは専門の処理業者に委託して感染防止措置を行います。病院には、医師、薬剤師、看護師などの資格を有する者を特別管理産業廃棄物管理責任者として置き、適正な処理を行うことが義務づけられています。

院内での感染対策（予防・蔓延防止等）への具体的な提案

（1）インフルエンザの院内感染対策
　インフルエンザは飛沫感染するウイルス性疾患であり、感染力が強いので流行時期には十分な感染対策が必要です。対策を怠ると一瞬にして病棟閉鎖を余儀なくさ

れることがあります。病院職員は、流行期に先行してワクチンを毎年接種しておく必要があります。入院患者がインフルエンザに感染していることが判明したときは、個室に隔離しますが、個室管理が困難な場合、患者をまとめて収容することも有用です。病室やトイレのドアノブなどの環境表面では10時間は失活しないので、これらを介して手から手へウイルスが伝播するため、手指衛生が鍵になります。また、大部屋に入院していた患者の中からインフルエンザ感染患者が判明した場合、同室であった患者への抗インフルエンザ薬の予防投与も検討する必要があります。オセルタミビルリン酸塩、ザナミビル水和物、ラニナミビルオクタン酸エステル水和物には、予防投与の適応があります。また、病院職員がインフルエンザを発症した場合、発症した後5日が経過し、かつ、解熱後2日を経過するまで就業制限が必要です。

（2）MRSA（メチシリン耐性黄色ブドウ球菌）の院内感染対策

　MRSA感染症を起こすのは、ほとんどが病院内にいる抵抗力のない患者です。具体的には、大手術直後の患者、血管内にカテーテルが挿入されている患者、長期間の抗菌薬使用患者、抗悪性腫瘍薬使用患者、免疫不全患者、未熟児などです。MRSAは接触感染するので、MRSA患者のケアをした医療従事者の手を介して、抵抗力の弱い他の患者に伝播してMRSA肺炎や敗血症等のMRSA感染症を起こす院内感染が最も大きな問題になります。抵抗力の弱い患者にMRSAを伝播しないためには手指衛生が重要です。したがって、感染予防策は、標準予防策に加えて接触予防策を実施します。治療薬としては、TDM対象薬のバンコマイシン塩酸塩、テイコプラニン、アルベカシン硫酸塩、TDM対象外のリネゾリド、テジゾリドリン酸エステル、ダプトマイシンがあり、いずれの薬剤も薬剤師による処方設計と効果と副作用のモニタリングが重要になります。

（前田 頼伸）

4-4 地域連携と医療安全

はじめに

〈実務でのポイント〉

　地域で活動を行っている薬剤師には、さまざまな業務が要求されています。病院・薬局薬剤師間での薬薬連携は当然のことながら、医薬連携、さらには地域を支えるさまざまな職種との連携を行うことが期待されてきています。今までは薬局や医療機関に来られた患者に目を向けていればよかったのですが、これからは地域に目を向けて、病気に罹患した人だけでなく、その地域で生活している健常者に対しても目を向けていかなければなりません。

●薬剤師は、地域で生活している健常者にも目を向けていかなければならない。

　今まで以上の関わりを地域から要求されている薬剤師は、これからどのように業務に取り組んでいくのか、国が推進している地域包括ケアシステムにその答えがあるはずです。

地域連携とは（地域包括ケアシステムを中心に）

　国は急速な高齢化に伴い、社会における仕組みを見直す必要に迫られています。そこで国は「地域包括ケアシステム」を提唱しています（**図1**）。

●薬剤師として、自薬局からどのくらいの範囲で患者と関わるのか、あらかじめ決めておくことが重要である。

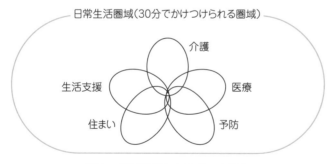

図1　地域包括ケアの5つの視点

　地域包括ケアを実現するために、図中にある5つの視点（医療、介護、予防、生活支援、住まい）での取組が包括的に行われることが必須としています。

　薬剤師として関わる部分は、医療だけと判断されてしまうこともありますが、実は5つの視点全てでの関わりが求められています。患者・住民と非常に近いところにいるのが薬剤師です。在宅医療への関わりは既に多くの薬局で始まっていますが、これからは以下の関わりが求められます。

　①認知症支援
　②高齢者の住環境の整備
　③介護保険外の生活支援サービス
　薬局の役割は、「かかりつけ機能」だけでなく、「健康サポート機能」も求められ

ていて、医療・介護保険外での関わりも必要です。これからは地域を見る広い目線
での関わりが必要になっています。

 地域医療機関との連携

　薬局薬剤師は、在宅医療において地域医療機関との連携を行っています。最近で
は、「地域フォーミュラリー」という言葉も耳にするようになっています。治療で
使用する医薬品の選択を、費用・効果の面から地域において推奨するという考え方
です。薬局薬剤師は医療機関に所属している薬剤師とも連携をとりながら、よりよ
い地域医療を目指しています。最近では、化学療法に関する研修会を医療機関と薬
局・薬剤師会で連携して開催するという機会も多くなってきています。
　入退院を繰り返す患者にとっては、自分自身の情報を地域の連携するスタッフと

●常に治療効果と費用
を意識して、医療に臨
む姿勢が必要である。

図2　お薬手帳連携ツール

医療機関のスタッフで共有することは大切です。またレスパイト入院*等で服用薬剤を持参する場合には、医薬品の情報を病院薬剤師と共有することが重要です。最近は後発医薬品（ジェネリック医薬品）を服用している患者も増えているため、一包化された状態で種類を確認するだけでも多くの労力が必要となります。必要な情報が一元管理されているツールとしてお薬手帳を活用する取組が各地で行われています。西東京市では、お薬手帳連携ツールとして、既存のお薬手帳に挟んで使用するツールを、医師会・歯科医師会・薬剤師会・行政と連携して作成しています（**図2**）。医薬品の情報だけでなく、かかりつけ医、かかりつけ歯科医、訪問看護ステーション等利用者が普段からお世話になっている施設の情報も含まれています。このような情報を一元管理し共有することにより、患者に健康被害が発生しにくい連携を構築しています。

▶＊　介護者の負担軽減のために一時的に入院すること。

●薬剤師自らが、連携に必要なツールを提唱し作成しなければならない。

地域における多職種との連携

地域では、さまざまな職種が医療・介護・福祉の分野で活躍しています。特に在宅医療では、多職種との関わりは必須となっています。しかし、日頃から顔を合わせているかというと、そうではありません。お互いに忙しい中での時間をやりくりしていますので、なかなか顔の見える関係にはなっていないのが現状です。

　一例として、西東京市における取組を紹介します。西東京市では年に1回「西東京市多職種研修」を行っています。関係する各団体（8職種）から参加者を募りグループワークを行います。職種は、医師・歯科医師・薬剤師・看護師・介護支援専門員・介護職・地域包括支援センター・その他（リハビリ）となっています。普段時間をとって話をすることは無理なのですが、この研修では顔を合わせながら討論するため、終了後地域で連携する際に非常に有益な研修です。このような研修に参加することによって、確実に連携することが可能となっています。2019年（令和元年）に第3回が行われ、3年間で延べ192名の参加者となりました。まだまだ研修は継続しますので、地域での連携は確実なものとなります。

地域ケア会議への関わり

高齢者が住み慣れた地域で継続して生活を送ることができるように、個々の高齢者の状況に応じて適切なサービス、支援を提供することが必要とされています。そのために、自助努力を基本としながら、保健・福祉・医療の専門職相互の連携等、高齢者を継続的かつ包括的にケアする必要があります。これが「地域包括ケア」であり、地域包括ケアシステムを構築する上で、必要と考えられる仕組みが「地域ケア会議」です。地域ケア会議は、地域包括支援センター又は市町村が主体となって開催されます。目的としては、主に以下の5つがあげられます。

●地域ケア会議に積極的に参加し、薬剤師職能を発揮することが求められている。

　①個別課題解決機能：自立支援に資するケアマネジメントの支援を行います。

　②ネットワーク構築機能：地域包括支援ネットワークの構築を行います。関連する職種の連携だけでなく、住民同士のネットワーク構築も行われます。

　③地域課題発見機能：潜在しているニーズを明らかにし、解決すべき課題の優先順位を決めます。

④地域作り・資源開発機能：有効な課題解決の方法の確立と普遍化を行います。新たな資源開発の検討も行います。

⑤政策形成機能：需要に見合ったサービスの基盤を整備します。市区町村が中心となり、事業化、施策化を行います。

　以前は、地域全体の課題を検討することが主だったのですが、現在は個別ケースの検討が始まっています。自宅で療養する人の課題を解決するために多職種が集まり、会議を行っています。薬剤師は、一見関わりをもたないように思われますが、ほぼ全ての状況で関わりを求められています。服薬に関する問題、服薬によって惹起される生活上の問題を解決するためには、薬剤師の視点からの助言は非常に重要であり、また医療職の中でも比較的コミュニケーションをとりやすい職種であるため、地域ケア会議に出席する薬剤師には大きな信頼が寄せられています。利用者の生活状況を把握して、薬剤師として助言を行うことはとても重要です。

（伊集院 一成）

Part 5

患者安全のための
薬剤師実務

5-1 医療コミュニケーションの重要性と面談技法

 ## はじめに

〈実務でのポイント〉

　慢性疾患患者の37～87％が医師の治療指示に従っておらず、処方された薬のアドヒアランスは50％程度にとどまっているとされています[1,2]。筆者らが2012年（平成24年）に慢性疾患患者を対象に行った残薬調査（n=1,311）においても、43％の患者が薬を飲み残していました[3]。生活習慣病では長期の薬物療法を余儀なくされ、治療においてもライフスタイルや嗜好の改善が求められるため、患者の主体的な取組や自律性が予後に多大な影響をもたらします。実際、一方的な指導では役に立たず、患者が自分の治療により深く関わり、治療計画を理解して取り入れることで、複雑な慢性状態をよりうまく管理できることが指摘されています[4]。本稿では、患者安全のためにも有効と考えられる患者教育の一手法であるLEARNアプローチ[5]、患者の理解を確認するTeach-backという面談技法、また、問題解決のための医師への処方提案の際の留意点などを概説します。

 ## 患者安全のために試してみよう！―LEARNアプローチ

　病気や治療に対する患者・医療者の考え・信条・思いは人それぞれで、それらは解釈モデルと呼ばれています。治療開始段階で、患者からライフスタイルや解釈モデルを聞くことがノンコンプライアンスなどを防ぐプレアボイドにもつながります。図1に、解釈モデルを患者と医療者ですり合わせ、問題解決へと向かうLEARNアプローチを示します。

●患者の解釈モデルを聞くことのできる薬剤師は、医療安全意識が高い。

Listen（傾聴） 患者の思いや解釈モデルを聞く（気持ちに焦点を当てて）

薬剤師：今日、血圧の薬が1種類増えています。先生からはどのような説明がありましたか？

患　者：このままではまた脳梗塞を起こしかねないので薬を増やすと言われました。（表情が暗い）

薬剤師：薬が増えることについてはどのように思われていますか？

患　者：薬を飲まないとよくはならないのにと、もどかしい思いです。

薬剤師：もう少し詳しくお話しいただけますか？

患　者：……まだ指先にしびれが残っていて、1錠取り出すのにも結構時間がかかって。薬を飲むたびに何だか惨めな気がしてね、それで最近では飲まないことも増えてしまって。先生には申し訳なくて言いだせませんでした。それで、薬が増えるなんて……。

薬剤師：ご自身で血圧が下がらないのは、きちんと薬が飲めていないからだとお考えでしょうか？

患　者：ええ。

Explain（説明） 患者の不安に対する薬剤師の考えを伝える

薬剤師：どのくらい飲み残しがありますか？
患　者：そうですね、2か月分ぐらいでしょうか。
薬剤師：わかりました。そうであれば、○さんのお考えのとおりに、新しい薬を追加する前に、お薬を飲めるように工夫することが先決だと思います。

Acknowledge（相違の確認） 同じ視点に立てたかを確認（共感が鍵）

薬剤師：服薬の必要性を感じておられるからこそ、指先のしびれのせいで薬を飲み忘れてしまわれることにもどかしさを感じてしまうんですね。
患　者：そうなんです。

Recommend（推奨） 相手に合わせたアプローチを提案する

薬剤師：まずは、指先にしびれがあることを先に伺っておくべきでした。失礼いたしました。やはりお薬を飲むたびにストレスを感じるのであれば、服薬も長続きできませんよね。
患　者：そうなんですよ！
薬剤師：そこで、ご提案ですが、お薬を全てシートから一旦出して、○さんの場合には朝食後のみの服薬なので、1日分を1つの袋に入れてお渡しすることができますが、いかがでしょう？

Negotiate（交渉） 患者が実行可能なものに近づけていく

患　者：それはありがたいですね！　お願いしたいけれど、それはどんなものなんですか？
薬剤師：今、お持ちしますので、実際に取り出しやすいか試してみてください。この方式で飲めそうでしたら、今回は医師に確認して、こちらの包装で。次回、残っているお薬をお持ちいただければ、そちらで調整させていただきます。

図1　降圧薬が1剤増えた、脳梗塞の再発予防患者へのLEARNアプローチ

説明するだけで終わっていないだろうか？

　医療従事者によって一方的に提供される医療情報の40〜80％がすぐに忘れられ、記憶されている情報のほぼ半分が誤って記憶されることが示されています[6]。患者に理解されるような伝え方を工夫するとともに、正しく理解されたかどうかの確認も欠かせません。ここでは、Teach-backという面談技法を紹介します。既に一度説明したことを患者に復唱してもらうだけのことですが、日常診療の中で患者の理解度把握、知識定着のための技法として米国医師会でも推奨されている方法です。

● Teach-backを有効に使える薬剤師は、患者安全に貢献できる。

　図1のLEARNアプローチの事例では、最後に「ご自分が今どんな薬を何のために飲んでいるかを理解しておくことがとても大切です。1包にまとめてしまうとついその意識が薄れがちになっていくので、おさらいしておきましょうね」、「こちらのお薬はどんな効果がありますか」、「この薬を飲んだ後、気をつけてほしい症状が1つありました。どんな症状でしょう？」など、主に開放型の質問を用いたTeach-backが有効です。

　Teach-backはただ伝えるだけでは見逃してしまう認知機能の低下の発見にも役立ちます。聞き方にはコツが必要となります。安全にお薬を使っていただくため

に確認しているという意図を伝えて、詰問ではなく優しく問いかけ、正答した場合には褒めることも忘れずに。このような積み重ねが、薬の飲み間違いなどの防止につながるとともに、患者のヘルスリテラシーの向上にも役立ちます。

 ## 処方提案の際に心がけること

　患者の訴えや検査データなどから臨床推論を行い、薬学上の問題点が発見され、医師に対して薬剤選択や休薬・中止、投与量・投与方法・投与期間の変更など処方提案を行っても、処方の適正化が図られ、副作用の消失や症状の改善、アドヒアランスの向上など具体的なアウトカムに結びつかなければ意味がありません。

　医療スタッフの役割分担が明確化され、チーム医療が機能している病院では、薬剤師の提案がかなりの頻度で処方変更に結びつくことが報告されています。これに対して、地域の保険薬局で、日頃から関係性の培われていない医師に対する処方提案には苦手意識をもつことも多いでしょう。**表1**に、処方提案の際の留意点を示します。

表1　処方提案時の留意点

①患者の状況（意向も含め）を踏まえ、必要な提案であることを示す。
②何が問題か、どこに問題があると推論したのか、改善のためにどういう提案をするのかを整理して伝える。
③医師の尊厳を損なわない伝え方をする。
④エビデンスを有効に活用する。
⑤薬剤師ができるフォローについても伝える。
⑥変更点等を確認する。
※口頭で上手に伝えられない場合には、トレーシングレポートなどを積極的に活用する。

● 患者の医療安全、QOLの向上を考えての提案には、医師からの納得も得られやすい。

●文献
1) Cantrell, CR, et al : Adherence to treatment guidelines and therapeutic regimens: a US claims-based benchmark of a commercial population. Popul Health Manag, 14 (1) : 33–41, 2011.
2) Brown, MT, et al : Medication adherence: WHO cares? Mayo Clin Proc, 86 (4) : 304–314, 2011.
3) 土田隼之祐, 他：患者アンケートからみた残薬実態とその要因. 日本薬学会第134年会, 2014.
4) Bergeson SC, et al : A systems approach to patient-centered care. JAMA, 296 (23) : 2848–2851, 2006.
5) Berlin EA, et al : A teaching framework for cross-cultural health care: application in family practice. West J Med, 139 (6) : 934-938, 1983.
6) McGuire LC : Remembering what the doctor said: organization and adults' memory for medical information. Exp Aging Res, 22 (4) : 403–428, 1996.

（後藤　惠子）

5-2 副作用モニタリングのための面談技法

 はじめに

副作用モニタリングのためには医薬品情報からの視点と患者情報からの視点が必要です（**図1**）。

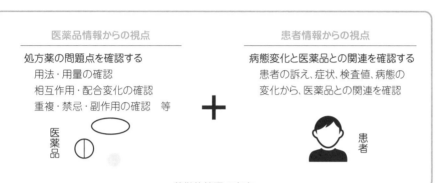

図1　副作用モニタリングに必要な2つの視点

薬剤師が患者の副作用の状況を把握するためには、患者を不安にさせることなく副作用症状を十分に聴取することが重要です。そして、その症状をチームで共有して、患者の症状と医薬品との関連について見解を示すことが求められます。医薬品と関連ありとした場合は、副作用の早期回避に向けた処方提案を行い、その後もモニタリングとフィードバックを継続することを忘れてはなりません。以下に、副作用モニタリングのための面談技法を示します。

副作用モニタリングのための基本的面談技法

患者が入院し担当薬剤師として、患者背景、既往歴、副作用歴やアレルギー歴、持参薬、嗜好などを確認して3日ぐらい経過した場面設定とします。新たな医薬品を昨日服用開始しました。ベッドサイドに行き、医薬品の副作用が出ていないかについて、患者が不安にならないように初期症状を聴取するときの注意事項を示します。

（1）挨拶
①挨拶
「こんにちは」など、失礼でない声かけ、適切なお辞儀をします。
②患者氏名の確認
「○○ ○○さんでいらっしゃいますか？」のように、患者のフルネームを確認す

るとともに、ベッドネームも必ず確認します（認知症の人でなくても、何気なく「はい」と返事をする場合があります）。

③自己紹介

患者と信頼関係が築けたと思っても「薬剤師の○○　○○です。」のように、自己紹介はしばらく続けた方が患者は安心します。

④来訪の目的を告げ同意を取得

「現在の症状とお薬との関連を確認させていただくために、少しお話を伺いたいのですがよろしいですか？」のように、来訪目的を説明します。不安にならないように、さりげなく「少しお話を伺いたいのですがよろしいですか？」でもよいです。

⑤同意を得て着席

「着席させていただいてもよろしいですか。」のように、同意を得て着席します。

（2）患者との適切な距離・姿勢・視線の高さ

①適切な患者との距離・姿勢

適度な距離、失礼のない姿勢・振る舞いに注意します。

②患者と視線の高さをそろえ視線を向ける

視線の高さをそろえ、説明や傾聴時には、患者に顔を向けます。

（3）質問の方法

①中立型質問「今日の調子はいかがですか。」

患者に負担がかからないよう「どうですか？」、「いかがですか？」と尋ねます。

②開放型質問「何か少しでも気になる症状はありますか？」

症状を十分に聴取するためには閉鎖型ではなく開放型の質問をすることが大切です。開放型の質問をすることで患者は自分の言葉で自由に表現することができます。話し始めた患者の言葉を遮らないようにして、しっかり傾聴します。

③集中型質問「（　　）症状について詳しく教えていただけますか？」

患者がいくつか症状を訴えた場合は、その中から、副作用を特定する上で重要と思われる症状は何かを考えます。そしてその症状について、詳しく聞く方針を立てます。あれこれと聞いてしまうと患者は不安になるので薬学的知識を活用し、ポイントを絞った質問（**表1**）が必要です。その際、患者が不安にならないように、「手がしびれる症状について詳しく教えていただけますか？」と特定の症状に焦点を絞って聞くことへの理解を得ます。

● 「他に症状はないですか？」のような開放的質問で、患者が自身の言葉で訴える機会をつくる。

表1　聴取ポイント

・いつから？（症状の出現日）
・どこに？（症状の場所）
・どのように？（症状の種類）
・どの程度？（症状の程度）
・どのような時？（症状の出る時やタイミング）
・症状が重くなったり軽くなったりするのは？（症状の変動）
・主症状に伴う他の症状は？（随伴症状）
・過去に同じ症状の経験は？（疾患に起因する症状の可能性）

●同じような症状の経験を聞き、疾患から来る症状（副作用の否定）かどうかを探る。

④ **選択型質問「（　　）ですか？　（　　）ですか？」**

　例えば、薬剤師が「症状はいつごろからですか？」などと開放型質問で尋ねたときに患者が返答に困った場合や、より焦点を絞りたいときに、「入院される前からですか？　それとも、入院された後からですか？」のように選択肢を示して質問します。この際、患者の訴えを誘導しないように配慮します。

⑤ **閉鎖型質問「（　　）症状はありますか？」**

　どうしても確認しなければならない局面で使います。「食欲はありますか？」、「尿は褐色ですか？」などの閉鎖型の質問は、「はい／いいえ」としか回答できません。患者が自覚している症状を確認すると安心感につながります。一方、患者が自覚していない症状をあれこれ質問すると、今後このような症状が出るのではないかと患者を不安にさせてしまいます。そして、結局は他の症状があったとしても、訴える機会をなくしてしまう可能性もあります。どうしても確認しなければならない最終局面に、最小限に、適切に使用しなければなりません。

●「こんな症状ありますか？」や「あんな症状ありますか？」といった閉鎖型質問は患者を不安にさせる。

（4）患者との信頼関係確立と共感的傾聴

　患者の趣味や関心事について雑談したりすることも、患者が訴えてくれるような信頼関係をつくり、患者が訴えやすくすることにつながります。また苦しい患者の立場になって、理解していることを伝えることで、良好な関係を築く努力をします。「それは、おつらいですね」など、共感的な傾聴は極めて重要です。

（5）訴えの復唱

　患者の訴えた症状はメモにとり、復唱し、間違っていないかどうか確認します。患者の訴えはチームで共有しますので、間違って聴取していないかどうかの確認が必要です。

（6）患者の考えを聞く

　「何か原因として思い当たることはありますか？」のように、患者自身が思い当たる環境変化や背景を確認することで、医薬品以外の症状につながる要因を把握します。

（7）協力依頼

　患者自身が薬物治療の主体であり、薬剤師はあくまでもサポートする立場であることを理解していただくことが大切です。そのためには患者に副作用の初期症状を伝え、症状の状況をメモにとっておくなど因果関係を確認するための協力をお願いします。

コミュニケーションの注意事項

　患者が聞き取りやすい声でゆっくり、はっきり話します。目上の患者を「○○ちゃん」と呼ぶのは親しみを込めたつもりでも家族から見ると気分がよくありません。

　専門用語を使わず、患者がわかりやすい表現をする必要があります。患者の言葉

を遮らず、視線を向けてうなずきや、相づちを打ちます。「それは大変でしたね」など、患者の気持ちに寄り添い、共感していることを伝えます。薬剤師がベッドサイドで聴取した内容は、チームで共有します。患者が言った言葉は言い換えることなく、できる限りそのままの表現で伝えます。また回診や申送りに参加し、患者の症状変化を常に把握する継続的な関わりが必要です。

（小茂田 昌代）

5-3 代表的な副作用の初期症状・検査所見

はじめに

〈実務でのポイント〉

どんな医薬品でも副作用発現の可能性はゼロではありません。実際の医療現場では多くの副作用疾患が発症していますが、①副作用は原疾患とは異なる臓器で発現することがあり得ること、②重篤な副作用は一般に発生頻度が低く臨床現場において医療関係者が遭遇する機会が少ないものもあること、などの理由で、場合によっては副作用の発見が遅れ、重篤化することがあります。そのため、厚生労働省は「重篤副作用疾患別対応マニュアル」を作成し、公式Webサイト[1]上に掲載しています。さらに、それらの内容を随時更新しています。本稿では前述の「重篤副作用疾患別対応マニュアル」を参考とし、「薬学教育モデル・コアカリキュラム—平成25年度改訂版—」に記された薬学教育で学ぶべき副作用疾患を中心に、代表的な副作用の初期症状と検査所見について解説します。

➡医薬品の副作用モニタリングと対処方法については、p.117参照

代表的な副作用の初期症状・検査所見

(1) 腎障害

薬剤性腎障害は、「薬剤の投与により、新たに発症した腎障害、あるいは既存の腎障害のさらなる悪化を認める場合」と定義されており、発症機序に基づき、「中毒性」、「過敏性（アレルギー・免疫学的機序）」、「間接毒性」、「尿路閉塞性」の4つに分類されています[2, 3]。また腎の障害部位に基づき、「糸球体障害」、「尿細管障害」、「腎間質障害」、「腎血管障害」に分類して病態を把握することも可能です[4]。一般的には腎機能障害の指標である血清クレアチニン（Scr）値、血中尿素窒素（BUN）の上昇、クレアチニンクリアランス（CLcr）の低下や、尿所見の異常を認めます。

中毒性腎障害は基本的には用量依存的であるため、使用薬物の主要排泄経路の確認が重要となります。臨床的には医薬品投与に伴う急性の糸球体濾過量（GFR）の低下が問題となることが多いです。さらに、腋窩乾燥、口腔内乾燥、皮膚の張りの低下、頻脈等を呈するような脱水状態では、尿の濃縮機構により腎での薬物濃度が極めて高濃度になることもあるため注意が必要です。

過敏性腎障害は医薬品の投与量や投与期間にかかわらず発症します。典型例では医薬品投与開始2～3週後に発熱、皮疹、下痢、関節痛等のアレルギー症状や血中好酸球の増多、好酸球尿を伴い発症しますが、腎機能低下、Scr値の上昇のみで発見される症例も多く存在します。また、尿所見は軽度のものからネフローゼレベルのタンパク尿や高度血尿を呈するものまでさまざまです。

糸球体障害型としては、膜性腎症や微小変化型ネフローゼ症候群が多いとされています。病型の診断や治療方針の決定、他の原因疾患との鑑別には腎生検は有用ですが、医薬品投与後に発症した血タンパク尿については、薬剤性糸球体障害の可能

● 高齢者の場合、加齢に伴う腎機能の低下を認めるのが一般的であり、筋肉量の減少からScr値や推算GFR（eGFR）の計算値で腎機能を判断するのが困難な場合がある。
● 細胞性免疫（IV型アレルギー反応）による腎障害では薬剤誘発性リンパ球刺激試験（DLST：drug-induced lymphocyte stimulation test）により原因医薬品の同定が可能な場合もあるが、陰性であっても原因医薬品であることを否定はできない。

性を念頭に置いておくことが重要です。なお、尿細管障害の早期発見には尿 *N*-acetyl-*β*-D-glucosaminidase（NAG）や尿 liver-type fatty acid-binding protein（L-FABP）等が参考になります。

（2）電解質異常

　医薬品による電解質異常は、使用医薬品の作用機序に伴うものや腎障害に起因するものなど、病態は多様です。一般に電解質の異常低値は、摂取不足、消化管からの喪失、細胞外から細胞内へのシフト、腎からの喪失が考えられます。一方、異常高値は、摂取過剰、体内での産生、細胞外液の血管内へのシフト、腎からの排泄低下が考えられます。低値と高値いずれの場合も、前三者は腎が正常に機能していればある程度の補正は見込まれますので、①尿の電解質濃度と排泄量を調べ、②排泄率を計算して腎でのハンドリングを検討し、③電解質バランスを計算してイン、アウト、シフトの３因子の関与を明らかにし、④脱水の有無を評価し、⑤鑑別した原因が実際に存在し得るかを検討することが重要です。電解質異常の病態と鑑別は他の成書を参照していただくこととし、本稿では医薬品が原因で生じ得る主な電解質異常に伴う症状や身体所見を中心に解説します。

　「低ナトリウム（Na）血症」は 135 mEq/L 未満と定義されており、臨床症状としては悪心、倦怠感、頭痛、腱反射亢進、記銘力低下、見当識障害、意識レベル低下、傾眠、痙れん、昏睡等を認めます。薬剤性低 Na 血症の１つとしてバソプレシン分泌過剰症（SIADH：syndrome of inappropriate secretion of antidiuretic hormone）が代表的であり、SIADH では血清尿酸（UA）値の上昇を認めることがあります。また、高 Na 血症では、口渇、脱力感、乏尿あるいは多尿、意識レベル低下、脱水、傾眠、痙れん等を認めます。

　血清カリウム（K）値は通常 3.5〜5.0 mEq/L に保たれています。「低 K 血症」では、倦怠感、脱力感、筋力低下、四肢麻痺、深部腱反射低下、麻痺性イレウス、口渇、多尿、不整脈（心室性）、心電図異常（T 波の陰転化、U 波の増高）等を認めます。一方、「高 K 血症」では、脱力感、筋力低下、口唇のしびれ、弛緩性麻痺、低換気、下痢、不整脈（徐脈、心室細動）、心電図異常（P 波消失、QRS 幅延長、テント状 T 波）、心停止等を認めます。

● 細胞内の K 濃度は細胞外の数十倍であるため、血清 K 値は容易に変動し、その異常が致死的となる場合がある。

　血清カルシウム（Ca）値は通常 8.5〜10.5 mg/dL に保たれていますが、低アルブミン（Alb）血症（4.0 g/dL 未満）下では Alb と結合する Ca が減少し、血清 Ca の実測値は見かけ上低くなります。そのため、血清 Ca 値を補正する必要があります。「低 Ca 血症」では、テタニー、痙れん、倦怠感、易興奮性、不安、うつ、錐体外路症状、知能低下、大脳基底核石灰化、低血圧、脱水、脂肪便、湿疹、色素沈着、白内障、角結膜炎、乳頭浮腫、不整脈（徐脈）、心電図異常（ST 延長、QT 延長）等を認めます。一方、「高 Ca 血症」では、倦怠感、脱力感、近位筋の筋力低下、悪心、食思不振、便秘、不眠、瘙痒感、口渇、多飲、多尿、脱水、うつ、幻覚、意識低下、昏睡、高血圧、血管石灰化、尿路結石、消化性潰瘍、膵炎、腎不全、帯状角膜炎、心電図異常（ST 短縮、QT 短縮）等を認めます。

● 補正血清 Ca 値（mg/dL）＝実測血清 Ca 値（mg/dL）＋４−血清 Alb 値（g/dL）

（3）肝障害

　薬剤性肝障害は医薬品使用後４週間以内に発症することが多く、同一医薬品を再

使用すると短期間で再発するようになります。薬剤性腎障害と同様、発症機序としては投与量に依存して発症する「中毒性」と、依存しない「アレルギー性」が存在し、アレルギーが関与している場合は、発熱、発疹、関節痛を呈することが多く、白血球数や好酸球数の増加を認めます。また、臨床的にはトランスアミナーゼ（AST、ALT）の上昇が優位な「肝細胞障害型」と、胆道系酵素（ALP、γ-GTP）や総ビリルビンの上昇が優位な「胆汁うっ滞型」に分類されます。胆汁うっ滞型では黄疸（眼球黄染、皮膚黄染、尿膿染）、皮膚瘙痒感も呈します。

（4）血液障害

　医薬品の副作用として発症する血液障害は、「血球異常」と「凝固異常」に大別され、血球異常は成熟血球の量的あるいは質的異常に伴う症状（貧血、感染、出血）として認識されます。一方、凝固異常は凝固因子と抗凝固因子のアンバランスに伴う血栓形成とそれに伴う臓器症状、線溶亢進あるいは血栓形成後の凝固因子消費に伴う出血に分けることできます。

　再生不良性貧血では、初期症状として、貧血症状（顔面蒼白、疲労感、動悸、息切れ、めまい等）、易感染性（発熱、咽頭痛等）、出血傾向（体幹や四肢の出血斑、歯肉出血、鼻出血、血尿等）を呈します。また、骨髄検査では骨髄低形成の所見を認めます。

　その他の薬剤性貧血には、溶血性貧血、赤芽球癆、鉄芽球性貧血、巨赤芽球性貧血、エリスロポエチン産生阻害等があり、貧血に伴う共通の症状以外に、それぞれに特徴的な検査所見での鑑別が必要となります。

　無顆粒球症（顆粒球減少症、好中球減少症を含む）では発熱は必発の初期症状であり、悪寒や咽頭痛等も認めますが、血液検査にて無顆粒球症が指摘された時点では無症状であるか、感染症状が出た時点で血液検査を行って初めて無顆粒球症が発見されることがほとんどです。

　血小板減少症を含む出血傾向では、皮下出血斑、鼻出血、口腔内出血、血尿、下血、採血後の止血困難、創部やドレナージからの出血症状や過多月経等を呈します。臨床検査値の異常は原因医薬品によって異なりますが、アルテプラーゼ（t-PA）ではフィブリノゲンの低下、フィブリン並びにフィブリノゲン分解産物（FDP）やプラスミン・α_2プラスミンインヒビター複合体（PIC）の増加等を、ヘパリンでは活性化部分トロンボプラスチン時間（APTT）の延長等を、ワルファリンカリウムや抗生物質の長期投与ではプロトロンビン時間（PT）の延長（INRの増加）、PT％値やトロンボテストの低下、ワルファリン療法関連遺伝子多型等を、抗血小板薬では出血時間延長、血小板機能低下等を認めます。

　血栓症（血栓塞栓症、塞栓症、梗塞）はどの部位の血管が閉塞するかによって出現する症状が異なりますが、ほとんど何の前触れもなく突然に発症します。脳梗塞では四肢の脱力・麻痺、感覚障害（複視、霧視、盲点の拡大）、構語障害、悪心・嘔吐、頭痛等、心筋梗塞では胸痛、不整脈、心不全症状、ショック等、深部静脈血栓症では急激な片側下肢（まれに上肢）の腫脹・疼痛・しびれ、発赤、熱感等、肺塞栓では胸痛、突然の息切れ、呼吸困難、血痰・喀血、ショック、意識消失等、網膜血栓では突然の視力障害等を呈します。よって血栓症を合併し得ることが知られている医薬品を使用する際には、定期的な凝固系マーカー〔トロンビン・アンチト

●出血が進行した場合、あるいは大量の場合は、ショック、貧血、心不全、意識障害等の全身性の症状が出現する。

●アクチバシン®、グルトパ®：アルテプラーゼ（血栓溶解薬）

●ヘパリン（抗凝固薬）

●ワーファリン：ワルファリンカリウム（抗凝固薬）

ロンビン複合体（TAT）、プロトロンビン・フラグメント1＋2（F1＋2）、可溶性フィブリン（SF）、フィブリン・モノマー複合体（FMC）、Dダイマー等〕の追跡が重要となります。

(5) 消化器障害

　薬剤性食道炎は高齢者（食道蠕動運動低下）や糖尿病患者、シェーグレン症候群患者（唾液分泌低下）に多く、原因医薬品が食道に付着することによって発症し、胸焼け、胸痛、食道粘膜からの出血、食道狭窄等を呈します。

　非ステロイド性抗炎症薬（NSAIDs）は、胃粘膜防御機能を低下させ、また、胃粘膜に直接作用することにより胃粘膜傷害を惹起します。食直後の心窩部痛が特徴的で、胸焼け、悪心・嘔吐、胃膨満感を呈し、上部消化管内視鏡検査では胃粘膜に炎症所見、潰瘍を認めます。

　薬剤性大腸炎は、起因医薬品が原因で菌交代現象が生じることによって発症すると考えられています。クロストリジウム（クロストリジオイデス）・ディフィシル（CD）感染症の1つである偽膜性腸炎は起因医薬品（セフェム系抗生物質等）服用後、数日～数週で発症します。病状は緩徐に進行し、水溶性下痢、腹痛、発熱を呈し、血中C反応性蛋白（CRP）高値、便中CD毒素陽性となります。また、重症例では麻痺性イレウス、消化管穿孔、中毒性巨大結腸症を呈することもあります。下部消化管内視鏡検査では直腸やS状結腸の粘膜に特徴的な黄白色の偽膜を認めます。出血性腸炎は起因医薬品（合成ペニシリン系抗生物質等）服用後、数日で急激に発症します。突然の腹痛・水溶性下痢で始まり、トマトジュース状の血性下痢に至ります。

　麻痺性イレウスは、排便・排ガスの減少、腹部膨満、嘔気等の症状が徐々に出現し、腹部の聴診にて腸雑音の低下又は消失を認めます。血液検査で異常を認めない場合も多いため、腹部単純X線検査にて腸管内全体にガス像の分布を確認することが大切です。

● CD感染症を疑った際の便検査の検体は下痢便から採取される必要がある。便中CD毒素検査は特異度は高いが感度が低いため、より感度の高い便中グルタメートデヒドロゲナーゼ（GDH）検査と組み合わせることにより診断を行うことが一般的である。

(6) 循環器障害

　医薬品の催不整脈作用は、「医薬品投与後の不整脈の新たな出現、又は既存不整脈の増加あるいは重症化」と定義されます[5]。特に臨床的に問題となるのは抗不整脈薬の催不整脈作用で、QRS波がサインカーブ様となる心室頻拍（VT）とトルサード ド ポアンツ（TdP：torsades de pointes）と呼ばれるQT延長に伴う多形性VTがその代表です。早期に出現する症状は、頻脈に基づく動悸、めまい、失神等ですが、症状が出現してからでは手遅れとなる可能性もあり、VTやTdPが発生する前に対応すべきです。このためには心電図検査が有用で、特に抗不整脈薬を投与した場合は、QRS幅の拡大とQT延長の有無を確認することが重要です。

　心毒性による心筋障害や心筋炎が原因でうっ血性心不全が発症することもあります。うっ血性心不全では、肺うっ血症状（労作時の息切れ、易疲労感、発作性の夜間呼吸困難、咳嗽、血痰）、及び全身うっ血症状（下腿浮腫、腹部膨満、食欲不振、陰嚢水腫、急激な体重増加）が特徴的に出現します。身体所見では奔馬調律（ギャロップリズム）と肺ラ音の聴取、内頸静脈怒張、肝腫大、腹水貯留、下腿浮腫等を認め、脳性ナトリウム利尿ペプチド前駆体N端フラグメント（NT-proBNP）ある

● QRS幅が投薬前の1.25倍に拡大した場合、また、QT幅が0.5秒以上に延長した場合は投薬を中止する。

いは脳性ナトリウム利尿ペプチド（BNP）、心筋トロポニンT等の血中濃度が上昇します。胸部X線検査、心電図、心エコー検査等の所見も重要となります。

（7）精神障害

悪性症候群は主に精神神経用薬の服薬下での発熱、意識障害、錐体外路症状、自律神経症状が主徴の、潜在的に死に至る可能性のある重篤な副作用疾患です。急性の発熱や意識障害、錐体外路症状（筋強剛、振戦、ジストニア、構音障害、嚥下障害、流涎等）、自律神経症状（発汗、頻脈・動悸、血圧の変動、尿閉等）、ミオクローヌス、呼吸不全等を呈します。臨床症状の出現とほぼ同時期に、血清クレアチンキナーゼ（CK）高値や白血球増多が多くの症例で認められる他、CRP、乳酸脱水素酵素（LDH）、ミオグロビン、アルドラーゼの上昇や、筋融解の程度によりミオグロビン尿も認めます。

（8）皮膚障害

医薬品の副作用で生じる重症型の薬疹として、薬剤性過敏症症候群（DIHS：drug-induced hypersensitivity syndrome）、スティーヴンス・ジョンソン症候群（SJS：Stevens-Johnson syndrome）、中毒性表皮壊死融解症（TEN：toxic epidermal necrolysis）があげられます。

DIHSでは早期に紅斑（斑状丘疹型、ときに多形紅斑型から紅皮症）に加え、発熱（38℃以上）、咽頭痛、全身倦怠感、食欲不振等の感冒様症状、リンパ節腫脹等を呈します。また、血液検査で白血球増多（初期には白血球減少）、好酸球増多、異型リンパ球の出現、肝機能障害、腎機能障害等を認めます。

一方、SJSとTENは同じ範疇の疾患ととらえられており、我が国では表皮剥離の全体表面積に占める割合が10％未満のものをSJS、10％以上のものをTENと分類しています[6]。両者ともに早期に認められる症状は、発熱（38℃以上）、結膜充血、口唇びらん、咽頭痛、多発する紅斑等で、血液検査（CRP増加、白血球増多、もしくは白血球減少を含む造血器障害、肝機能障害、腎機能障害）、尿検査（尿タンパク、尿潜血）、胸部X線検査、皮膚生検が必要となります。

●国際基準では表皮剥離が全体表面積の10％以上〜30％未満の場合は、SJS/TENオーバーラップとして位置づけている。

（9）呼吸器障害

全ての医薬品が原因となり得る呼吸器系の副作用として、薬剤性間質性肺炎があげられます。早期に、乾性咳嗽、息切れ・呼吸困難等を認め、ときに発熱や皮疹を伴い、胸部聴診にて捻髪音（fine crackles）を聴取します。血液検査ではCRP等の炎症所見に加え、間質性肺炎の血清マーカー（KL-6、SP-D、SP-A等）が上昇します。呼吸機能検査ではしばしば拘束性障害や拡散障害をきたします。

（10）薬物アレルギー

アナフィラキシーとは、「アレルゲン等の侵入により、複数臓器に全身性にアレルギー症状が惹起され、生命に危機を与え得る過敏反応」と定義され、医薬品により生じるものを薬剤性アナフィラキシーと呼びます[7]。医薬品の投与開始直後から10分以内に生じることが多く、概ね30分以内に症状が出現します。初発症状は、皮膚・粘膜症状（蕁麻疹や瘙痒感、皮膚の紅潮・発赤等）のことが多く、呼吸器症

状（嗄声、鼻閉、くしゃみ、咽喉頭の瘙痒感、胸部絞扼感、犬吠様咳嗽、呼吸困難、喘鳴、チアノーゼ等）、循環器症状（頻脈、不整脈、血圧低下等）、消化器症状（胃痛、悪心・嘔吐、下痢等）、眼症状（視覚異常、視野狭窄等）、神経症状（不安、恐怖感、意識混濁等）を伴います。

(11) 代謝障害

インスリン製剤や経口糖尿病治療薬を用いて治療している場合は常に低血糖の可能性を念頭に置く必要があります。低血糖の症状は、交感神経症状（頻脈、発汗、顔面蒼白、低体温、皮膚湿潤等）と、中枢神経症状（嗜眠、意識障害、異常行動、認知機能低下、痙れん、昏睡等）に大別され、一般に血糖値が急速に低下する場合は主として前者による症状が見られます。これらの症状が出現した際には、まず血糖値を測定し、低血糖の有無を確認することが重要です。

● 通常、血糖値が60～70 mg/dL 未満になると交感神経症状が出現し、50 mg/dL 未満になると中枢神経症状が出現する。

(12) 筋障害

一般に、筋障害が生じると骨格筋から流出したミオグロビンによる腎障害をきたすため、薬剤性筋障害は発見が早期であるほど予後良好とされています。

横紋筋融解症の発症時の自覚症状としては筋痛、しびれ、腫脹等が生じ、筋壊死の結果として脱力、赤褐色尿（ミオグロビン尿）等を呈します。腎不全症状が加わると無尿、乏尿、浮腫等を認めるようになります。検査所見でもっと重要なものは血清CK値の上昇です。その他LDH、AST、ALTも上昇します。急性発症の場合には、CK上昇に先行してミオグロビン尿が出現する場合があります。

● 筋痛、筋力低下の分布は大腿部等の近位筋が主体だが、ときには全身性の場合もあり、呼吸筋、嚥下筋等が障害される場合もある。
● ミオグロビン尿は、試験紙法においては尿潜血反応陽性を示し、尿沈渣にて赤血球を認めないことからヘモグロビン尿と区別はつかないが、多くの場合は血液検査所見と組み合わせることにより鑑別が可能である。

 おわりに

本稿で取り上げた以外にも、日常臨床で高頻度で遭遇する副作用疾患は数多く存在します。薬剤性パーキンソニズム、アスピリン喘息、骨粗しょう症、偽アルドステロン症、緑内障、尿閉・排尿困難等、添付文書の副作用欄をにぎわせている他の副作用疾患についても、ぜひ、各自で知識を整理し、さらに知識を随時アップデートすることをお勧めします。

●文献
1) 厚生労働省：重篤副作用疾患別対応マニュアル（https://www.mhlw.go.jp/stf/seisakunitsuite/bunya/kenkou_iryou/iyakuhin/topics/tp061122-1.html）（最終閲覧日：2020年2月29日）
2) 薬剤性腎障害の診療ガイドライン作成委員会：薬剤性腎障害診療ガイドライン2016. 日腎会誌, 58 (4)：477-555, 2016.
3) Usui J, et al：Clinical practice guideline for drug-induced kidney injury in Japan 2016: digest version. Clin Exp Nephrol, 20 (6)：827-831, 2016.
4) Loh AH, et al：Drug-induced kidney disease—pathology and current concepts. Ann Acad Med Singapore, 38 (3)：240-250, 2009.
5) Kerin NZ, et al：Proarrhythmia: definition, risk factors, causes, treatment, and controversies. Am Heart J, 128 (3)：575-585, 1994.
6) 重症多形滲出性紅斑ガイドライン作成委員会：重症多形滲出性紅斑　スティーヴンス・ジョンソン症候群・中毒性表皮壊死症　診療ガイドライン. 日皮会誌, 126 (9)：1637-1685, 2016.
7) アナフィラキシーガイドライン, 日本アレルギー学会, 東京, 2014.

（鈴木 立紀）

5-4 医薬品の副作用モニタリングと対処方法

〈実務でのポイント〉

 はじめに

　医薬品の本来の役割は患者を健康にすることですが、不幸にして医薬品による副作用が有効性を上回ってしまうことも少なくありません。薬剤師は医師や看護師と連携して患者を治療するとともに、患者の安全も守らなければなりません。取り扱う医薬品の全ての副作用を熟知して、患者を継続的にモニタリングすることにより、副作用の症状が重篤になる前に兆候を発見し、医薬品の中止・減量と適切な処置によって患者の健康被害を未然に防ぐことで、薬剤師の職能が発揮されるものと考えられます。

　ここでは、医療の現場でよく遭遇する代表的な副作用について、推定される原因医薬品、機序、初期症状、身体所見、検査所見、治療方法を解説します[1-5]。副作用という言葉がもつマイナスのイメージを、薬剤師が副作用の予防と管理を徹底することで変えていくことができたらと思います。

▶副作用を医薬品・医療機器等安全性情報報告制度で報告する際には、医薬品規制調和国際会議（ICH）で開発されたMedDRA（ICH国際医薬用語集）の日本語版MedDRA/Jの使用が推奨されている。

➡代表的な副作用の初期症状・検査所見については、p.111参照

 代表的な副作用のモニタリングと対処方法

（1）再生不良性貧血

　再生不良性貧血は「汎血球減少症」とも呼ばれ、造血幹細胞の障害により骨髄で血液が造られないために、末梢血の赤血球、白血球、血小板の全ての血球が減ってしまう疾患です。薬剤性再生不良性貧血の発症機序はいまだに不明な点が多いものの、医薬品の「骨髄に対する直接毒性（中毒性）」と、「特異反応（アレルギー性）」の2つが考えられています。再生不良性貧血を起こす可能性のある医薬品は、「用量に依存して全ての患者に発症するタイプ」と、「用量とは無関係に感受性のある患者にだけ発症するタイプ」があります。前者の用量依存性医薬品には、抗悪性腫瘍薬（ブスルファン、シクロホスファミド水和物、ドキソルビシン塩酸塩、メルカプトプリン水和物、シタラビン等）の他、化学物質（ベンゼン、トルエン等）、無機ヒ素化合物などがあります。後者の用量非依存性医薬品には、抗てんかん薬（トリメタジオン、フェニトイン、カルバマゼピン）などがあります。抗生物質のクロラムフェニコールは、その両者のタイプの発症があります。早期発見には、**表1**のような初期症状をあらかじめ患者やその家族に伝えておいて、自分で早めに症状に気づいて医師や薬剤師に伝えてもらうことが重要です。診断には、赤血球数、ヘモグロビン、ヘマトクリット、白血球数、血小板数、白血球分画を検査するとともに、骨髄での血液産生の有無を見るために骨髄穿刺による骨髄検査が必要です。薬剤誘発性リンパ球刺激試験（DLST）は参考程度にしかならず、投薬歴を入念にチェックすることで医薬品起因性を推定しなければいけません。治療は、原因と思われる医薬品の投与を中止するとともに、重症度によっては輸血や抗菌薬投与を行います。

●医薬品に起因すると考えられる再生不良性貧血の発症頻度は低く、我が国では5%以下とされている。用量依存性医薬品の場合には、その多くは投与開始から6～10週以内に発症する。用量非依存性医薬品の場合は、投与開始直後からも起こり得るが、3週～5か月おいて発症した報告が多く見られる。
●ブスルフェクス®：ブスルファン（抗悪性腫瘍薬）
●エンドキサン®：シクロホスファミド水和物（抗悪性腫瘍薬）
●アドリアシン®：ドキソルビシン塩酸塩（抗悪性腫瘍薬）
●ロイケリン®：メルカプトプリン水和物（抗悪性腫瘍薬）
●キロサイド®：シタラビン（抗悪性腫瘍薬）
▶DLST：drug-induced lymphocyte stimulation test

表1　代表的な副作用のモニタリングのために患者に伝える初期症状

副作用	患者に伝える初期症状
再生不良性貧血	青あざができやすい、歯ぐきや鼻の粘膜から出血、発熱、のどの痛み、皮膚や粘膜が青白く見える、疲労感、動悸、息切れ、気分が悪くなりくらっとする、血尿
スティーヴンス・ジョンソン症候群（SJS）	高熱（38℃以上）、目の充血、目やに（眼分泌物）、まぶたの腫れ、目が開けづらい、口唇や陰部のただれ、排尿・排便時の痛み、のどの痛み、皮膚の広い範囲が赤くなる
中毒性表皮壊死融解症（TEN、ライエル症候群）	高熱（38℃以上）、目の充血、口唇のただれ、のどの痛み、皮膚の広い範囲が赤くなる
薬剤性肝障害	倦怠感、食欲不振、発熱、黄疸、発疹、吐き気・嘔吐、かゆみ
急性腎障害	尿量が少なくなる、ほとんど尿が出ない、一時的に尿量が多くなる、発疹、むくみ、体がだるい
うっ血性心不全	動くと息が苦しい、足がむくむ、急に体重が増えた、咳とピンク色の痰、疲れやすい
間質性肺炎	空咳が出る、階段を登ったり少し早く歩いたりすると息が苦しくなる、発熱する
消化性潰瘍	胃のもたれ、食欲低下、胸やけ、吐き気、胃が痛い、空腹時にみぞおちが痛い、便が黒くなる、吐血
横紋筋融解症	手足・肩・腰・その他の筋肉が痛む、手足がしびれる、手足に力が入らない、こわばる、全身がだるい、尿の色が赤褐色になる
悪性症候群	他の原因がなく37.5℃以上の高熱が出る、汗をかく、ぼやっとする、手足が震える、身体のこわばり、話しづらい、よだれが出る、飲み込みにくい、脈が速くなる、呼吸数が増える、血圧が上昇する

（厚生労働省：重篤副作用疾患別対応マニュアル．を参考に作成）

（2）皮膚障害

　独立行政法人医薬品医療機器総合機構のデータでは、医薬品の副作用による健康被害の器官別分類において、「皮膚及び皮下組織障害」が全ての臓器中で第1位であり、その中には重篤な症状を示す皮膚粘膜眼症候群（SJS：Stevens-Johnson syndrome）や中毒性表皮壊死融解症（TEN：toxic epidermal necrolysis、ライエル症候群）も含まれています。SJSは、発熱（38℃以上）を伴う口唇・眼結膜・外陰部などの皮膚粘膜移行部における重症の粘膜疹及び皮膚の紅斑で、しばしば水疱、表皮剥離などの表皮の壊死性障害を認め、その多くは、薬剤性と考えられています。ただし、一部のウイルスやマイコプラズマ感染に伴い発症することもあります。TENは、広範囲な紅斑と、全身の10％を超える水疱、表皮剥離・びらんなどの顕著な表皮の壊死性障害を認め、その大部分は薬剤性と考えられています。SJSやTENの原因医薬品は、抗菌薬、非ステロイド性抗炎症薬（NSAIDs）、抗痙れん薬、痛風治療薬、サルファ剤、消化性潰瘍治療薬、催眠鎮静薬、抗不安薬、精神神経用薬、緑内障治療薬、筋弛緩薬、高血圧治療薬など広範囲にわたり、これら以外の医薬品によっても発生すると報告されています。医薬品服用後に**表1**のような初期症状が現れ、長引いたり急激に悪化したりした場合は、患者を早急に皮膚科のある施設に入院させなければいけません。病理組織学的所見では、表皮細胞は多発の細胞壊死が見られ、表皮細胞にリンパ球が接着する satellite cell necrosis が認め

●ミノアレ®：トリメタジオン（抗てんかん薬）
●アレビアチン®、ヒダントール®：フェニトイン（抗てんかん薬）
●テグレトール®：カルバマゼピン（抗てんかん薬）
●クロロマイセチン®：クロラムフェニコール（抗生物質）

●重篤な皮膚障害の人口100万人あたりの年間発生頻度は、SJSが3.1人、TENが1.3人である。投与から皮疹発症までの期間は、3日以内：SJS 22.9％・TEN 28.3％、15〜28日：SJS 22.5％・TEN 27.3％、43日以降：SJS 17.4％・TEN 15.2％であった。SJSの眼病変は皮膚病変より半日から1日早く現れることが知られている。
⇒TENの報告者Lyellは、「発熱を伴って急激に発症し、重症熱傷様の水疱とびらんを呈し、組織学的に表皮の融解壊死を特徴とする病態」をTENと命名した。

られることがあります。原因医薬品の同定には、DLSTやパッチテストが有効です。治療は、副腎皮質ステロイド性薬の全身投与、免疫グロブリン大量静注療法、血漿交換療法が行われます。

（3）薬剤性肝障害

　患者年齢の高齢化や治療の多様化によって、薬剤性肝障害（DILI：drug-induced liver injury）も増加しています。臨床現場では肝機能異常のみを呈して身体所見がなく、医薬品の中止によって速やかに基準値に戻る症例も少なくありません。これらの薬剤性肝障害は、大きく「一般型」と「特殊型」に分類できます。一般型は「中毒性」と「特異体質性」に分類され、後者はさらに「アレルギー性特異体質」によるものと「代謝性特異体質」によるものに分類されます。中毒性では医薬品自体又はその代謝産物が肝毒性をもち、反応性代謝物の生成量が解毒能を上回ると肝障害を生じます。用量依存性で肝障害が全ての人に発生し、動物実験でも再現できます。アセトアミノフェンの大量内服が代表的ですが、抗悪性腫瘍薬の一部の他、四塩化炭素、キノコ毒などが起因物質となることもあります。アレルギー性特異体質では、医薬品そのものあるいは中間代謝物がハプテンとなり、担体タンパク質と結合して抗原性を獲得し、T細胞依存性肝細胞障害により肝障害が惹起されます。代謝性特異体質では薬物代謝関連酵素や輸送タンパク質の特殊な個人差（遺伝的素因）に起因します。特異体質性肝障害の原因医薬品としては、イソニアジド、アカルボース、アミオダロン塩酸塩、イトラコナゾール、ジクロフェナクナトリウム、フルタミド、タモキシフェンクエン酸塩などが知られています。肝障害の重篤化を予防するには、患者の既往を把握するとともに、症状の早期発見が重要です。表1の初期症状が現れたら、すぐに医師や薬剤師に連絡するよう指導しなければいけません。検査値のAST、ALT、ALP、γ-GTPの変動に注意し、肝障害を早期に発見するとともに、ビリルビン、アルブミン、プロトロンビン時間の数値により重症化を予測することが重要です。肝障害の治療には特殊な医薬品の使用はなく、安静、高タンパク食、輸液、グリチルリチン製剤などで治療し、重症例や胆汁うっ滞時は副腎皮質ステロイド性薬を使用します。

（4）急性腎障害

　急性腎障害（AKI：acute kidney injury）は、急激な腎機能低下によって、代謝産物の蓄積、電解質調節異常、細胞外液調節異常、貧血などを生じる病態です。臨床的分類としては「アレルギー性」と「非アレルギー性」に分類され、病理的分類としては「尿細管・間質性障害（急性尿細管壊死、急性間質性腎炎を含む）」、「糸球体障害」、「腎血流障害」、「閉塞性腎障害」の4つの型に分類されます。医薬品による腎障害は急性尿細管壊死が多く認められます。国際腎臓病ガイドライン機構の診療ガイドラインによれば、急性腎障害の定義は、①48時間以内に血清クレアチニン（Scr）値が0.3 mg/dL以上上昇、②Scrの基礎値（7日以内）から1.5倍上昇、③尿量0.5 mL/kg/時未満が6時間以上持続、のうち1つを満たせば急性腎障害と診断されるもので、Scr値と尿量により重症度も分類されています。どの医薬品による急性腎障害でも、危険因子として、高齢、もともとの腎機能低下、脱水、発熱などがあり、中でも脱水は医療行為により予防できる最大の因子です。

●肝障害の原因医薬品は多岐にわたり、2010～2018年の全国調査では、27施設から307症例・553剤の登録があり、そのうち、DLSTは289例で実施され、陽性率は36％であった。

●カロナール®：アセトアミノフェン（解熱鎮痛薬）

●イスコチン®：イソニアジド（抗結核薬）

●グルコバイ®：アカルボース（経口糖尿病治療薬）

●アンカロン®：アミオダロン塩酸塩（抗不整脈薬）

●イトリゾール®：イトラコナゾール（抗真菌薬）

●ボルタレン®：ジクロフェナクナトリウム（非ステロイド性抗炎症薬）

●オダイン®：フルタミド（抗アンドロゲン薬）

●ノルバデックス®：タモキシフェンクエン酸塩（抗エストロゲン薬）

●AKIの好発時期は原因医薬品により異なるが、服用して数時間以内に発症することもあれば、数年たってから発症することもある。アミノグリコシド系抗生物質などは薬物血中濃度モニタリングが可能であり、感染症治療と腎不全予防の両面より有用であるため、積極的に実施すべきである。

NSAIDs、アンギオテンシン変換酵素阻害薬（ACE阻害薬）、アンギオテンシンⅡ受容体遮断薬による腎前性急性腎障害は、有効循環血液量の減少（脱水が最も多い原因）が大きな危険因子となっています。また腎毒性のある医薬品の多くが腎排泄型であり、糸球体濾過のあと、その一部は尿細管上皮細胞より再吸収されます。腎障害の初期は症状が少ないのですが、進行すると、**表1**のような症状が現れ、Scr、血中尿素窒素（BUN）の上昇が認められます。原因医薬品としては、上記の医薬品以外にアミノグリコシド系抗生物質、シスプラチン、造影剤などが知られています。腎障害を診断するには、乏尿、浮腫、タンパク尿の3兆候から判断し、尿沈渣、腎生検、画像診断などで確定します。薬剤性腎障害に対する特別な治療方法はなく、原因医薬品の中止と、血液透析や血漿交換などの血液浄化法が実施されます。

●ランダ®：シスプラチン（抗悪性腫瘍薬）

（5）うっ血性心不全

　心不全は全身に血液を送る心臓のポンプ機能が低下することで惹起される病態で、生命予後を左右する疾患です。肺や全身に血液が貯留・うっ滞し、呼吸困難や下腿浮腫などのうっ血症状を呈するものを「うっ血性心不全」といいます。医薬品には、心筋障害を引き起こし、心臓に対して陰性変力作用や陰性変時作用をもつものがあります。肺循環から体循環へのポンプ機能を担う左心機能が低下した場合、「左心不全」を起こし、左房圧上昇による肺うっ血の症状や、低心拍出量に基づく症状が認められます。一方、体循環から肺循環へのポンプ機能を担う右心機能が低下した場合、「右心不全」を起こし、主に右房圧上昇による体静脈うっ血の症状を起こします。さらに、頻脈性・徐脈性の不整脈や、Na貯留や腎機能障害による静脈還流量の増加により、心不全が誘発されることもあります。患者が自分で気づきやすい心不全の初期症状には**表1**のものがあります。原因医薬品は、直接的心筋障害によると考えられるものに、ドキソルビシン塩酸塩、シクロホスファミド水和物、トラスツズマブ、パクリタキセル、フルオロウラシルなどの抗悪性腫瘍薬が、心機能抑制によると考えられるものに、抗不整脈薬、β受容体遮断薬、Ca^{2+}チャネル遮断薬などの循環器官用薬があります。循環血液量増加によると考えられるものには、副腎皮質ステロイド性薬とNSAIDsがあげられます。心不全の初期診断には脳性ナトリウム利尿ペプチド（BNP）の測定が有用です。心不全患者では、重症度に比例して血漿BNP濃度が増加し、BNP値が100 pg/mL以上であれば心不全を念頭に検査を進めます。心筋特異的トロポニンの血中濃度は、虚血性心疾患でのリスク指標としての有用性が確立されており、心不全に虚血が関与しているかの検討に有用です。胸部X線検査では心拡大や肺うっ血像の検出が有用であり、心臓超音波検査も利用されます。心不全の急性期治療には、血管拡張薬と利尿薬で治療を開始し、重症になればカテコールアミンなどの強心薬を併用します。

●抗悪性腫瘍薬による心毒性・心機能低下は薬剤中止後も不可逆的に残存することが多く、また投与終了数年後に心不全が出現することもあるため、過去の抗悪性腫瘍薬投与歴を十分に確認しなければならない。急性の心不全状態を脱した後も、心機能低下が持続する場合は、慢性心不全治療薬（ACE阻害薬、アンギオテンシンⅡ受容体遮断薬、β受容体遮断薬等）の継続が必要である。

●ハーセプチン®：トラスツズマブ（抗悪性腫瘍薬）

●タキソール®：パクリタキセル（抗悪性腫瘍薬）

●5-FU：フルオロウラシル（抗悪性腫瘍薬）

（6）間質性肺炎

　間質性肺炎は、肺胞の壁が厚くなって、酸素が取り込みにくくなる疾患です。医薬品による間質性肺炎はあらゆるもので惹起される可能性があり、1980年以前にはブレオマイシン塩酸塩や金製剤による報告が多く、それ以後は抗菌薬、NSAIDs、漢方薬、インターフェロン、抗悪性腫瘍薬、免疫抑制薬など多くの医薬

●間質性肺炎の発症時期は、抗悪性腫瘍薬などの直接的細胞障害によるものは数週間から数年後に現れることが

品による報告がなされました。またその後、ゲフィチニブなど分子標的薬による重症の間質性肺炎や、最近では抗TNF製剤に代表される生物学的製剤、抗PD-1抗体などの免疫チェックポイント分子を標的とした抗体製剤（免疫チェックポイント阻害薬）による薬剤性間質性肺炎も報告されるようになりました。自覚症状は、乾性咳嗽、息切れ、発熱など（**表1**）が見られ、発疹を伴うこともあります。血液検査では、白血球数、CRP、LDHなどの炎症所見に加え、KL-6、SP-Dなどの間質性肺炎の血清マーカーを検索すると同時に、動脈血酸素飽和度の測定や胸部X線検査を行います。陰影の性状や広がりなどを評価するために、積極的な胸部CTの撮影が勧められています。治療は、軽症～中等症では、原因医薬品の中止で様子を見ますが、重症であれば副腎皮質ステロイド性薬を使用し、呼吸不全には酸素投与を行います。

（7）消化性潰瘍

　消化性潰瘍とは、胃や十二指腸の粘膜が傷つき、部分的に欠損した状態のことです。我が国では環境衛生の変化によりヘリコバクターピロリによる消化性潰瘍は減少していますが、超高齢社会の到来とともに薬剤性の消化性潰瘍が占める割合は増えてきています。特にNSAIDsは胃潰瘍を惹起しやすく、胃のもたれ、不快感、心窩部痛、上腹部痛をきたします。NSAIDs潰瘍の発症頻度はプロトンポンプ阻害薬などの予防薬を併用しない場合、4～43％と報告されています。NSAIDs以外では、ビスホスホネート系薬、カリウム製剤、鉄剤、一部の抗悪性腫瘍薬なども潰瘍の誘因となります。患者側のリスク因子としては、NSAIDs潰瘍では、高齢（65歳以上）、消化性潰瘍の既往、抗凝固薬と抗血小板薬の併用などです。ビスホスホネート系薬やカリウム製剤の服用では、服用後に上体を起こしていることができない場合や、心肥大による食道への圧迫や狭窄などがある場合では、医薬品が停留して潰瘍の発症リスクが高まります。潰瘍によって出血が起こった場合は、吐血、下血や黒色便などの症状が現れ、貧血症状としては、労作時の息切れ、めまい、立ちくらみなどがあります。強い腹痛が起こった場合は穿孔の可能性があるため、早急に医療機関を受診する必要があります。血液検査では、出血が合併した場合には血算で貧血を呈し、生化学ではBUN/クレアチニン比が上昇することがあります。消化性潰瘍のリスクの高い患者では、無症状であっても定期的に上部消化管内視鏡検査を行うことが重要です。治療方法は原因医薬品の中止ですが、潰瘍が軽症の場合は中止せずに予防薬の併用で対処する場合もあります。

（8）横紋筋融解症

　横紋筋融解症とは、骨格筋を構成する細胞が融解・壊死することにより、筋肉の痛み、筋力低下、脱力、麻痺などを生じる病態をいいます。骨格筋が融解すると、骨格筋細胞に含まれるさまざまな物質（ミオグロビン、クレアチンキナーゼ等）が血中に大量に放出され、血液を介して腎臓に到達すると物理的に尿細管閉塞になり、急性腎不全をきたします。ミオグロビンは尿中に排出されると尿が赤褐色（血尿のような色）になります。この特徴的な症状を「ミオグロビン尿症」と呼びます。横紋筋融解症は激しい運動や局所の圧迫でも起きますが、薬剤性のものもあります。原因医薬品としては、アトルバスタチンカルシウム水和物、プラバスタチン

多く、免疫反応が原因と考えられるものは1～2週間で発症することもある。患者側のリスク因子は、既存の間質性病変以外に、高齢、男性、喫煙、低肺機能、低栄養などが知られている。
●ブレオ®：ブレオマイシン塩酸塩（抗悪性腫瘍薬）
●イレッサ®：ゲフィチニブ（抗悪性腫瘍薬）

● NSAIDsでは、消化性潰瘍は服用初期に多く発生し、特に最初の1週間が高率である。3か月以上NSAIDsを服用している関節リウマチの患者では上部消化管内視鏡検査を行ったところ15.5％に胃潰瘍が発見された報告がある。副腎皮質ステロイド性薬でも、投与開始から潰瘍形成までの期間は比較的短く、潰瘍を発症した症例の25％が服用開始後1か月以内で、50％は3か月以内であった。

●横紋筋融解症の好発時期は、抗菌薬等では投与初期に集中し、HMG-CoA還元酵素阻害薬では数週あるいは数か月以降に発症することが多い。数年投与していても併用薬を変更した場合に発症する場合もある。患者側のリスク要因は、腎機

ナトリウムなどのHMG-CoA還元酵素阻害薬、ベザフィブラートなどのフィブラート系薬、ニューキノロン系抗菌薬、抗精神病薬、パーキンソン病治療薬、麻酔薬、筋弛緩薬などが知られています。また、低カリウム血症を起こしやすい利尿薬、緩下薬、グリチルリチン製剤なども注意が必要です。筋力低下や筋肉痛が見られたら、血液検査でCK、LDH、AST、ALT、ミオグロビンを測定し、尿中ミオグロビンも確認します。尿沈渣でミオグロビン円柱が認められる場合もあります。治療は、原因医薬品を同定し、速やかに中止するとともに、初期において腎機能がまだ障害されていない場合は輸液投与を積極的に行い、1時間尿量を100 mL以上に保つなど腎保護をします。急性腎不全が進行した場合には、血液透析を行いますが、腎障害が不可逆的である場合もあります。血漿交換を行い、血中ミオグロビンの除去を行う症例もあります。

（9）悪性症候群

　悪性症候群は抗精神病薬を服薬した患者に起こる副作用で、高熱・発汗、錐体外路症状（手足の震え、身体のこわばり、言葉の話しづらさ、よだれ、食べ物や水分の飲み込みにくさ等）、自律神経症状（頻脈、頻呼吸、血圧の上昇等）、横紋筋融解症などの症状が見られ、その多くは急激な症状の変化を示します。あらゆる抗精神病薬は、悪性症候群を引き起こす可能性があり、他にも抗うつ薬、抗不安薬、パーキンソン病治療薬、制吐薬などによる発症も知られています。また、医薬品の新規投与や増量だけでなく、パーキンソン病治療薬や抗てんかん薬の減薬や中止による発症も報告されています。患者側の危険因子としては、服薬に関するもの以外では、脱水、疲労、低栄養、感染、脳器質疾患の併存などがあげられます。近年の発症頻度は0.2%以下と低下しているとはいえ、抗精神病薬が精神科以外で処方される機会が多くなっているため、悪性症候群の発症には注意が必要です。患者に**表1**のような初期症状が現れたら、医師や薬剤師に連絡をしてもらう必要があります。血液検査ではCPK高値と白血球増加がよく見られます。腎機能、呼吸機能、胸部X線検査も実施します。悪性症候群の治療薬には、筋固縮、筋壊死、高熱を緩和するため、筋弛緩薬のダントロレンナトリウム水和物が投与されます。

側注

能障害、ウイルス感染、脱水症状、アルコールの多飲などがあげられる。
- ●リピトール®：アトルバスタチンカルシウム（HMG-CoA還元酵素阻害薬）
- ●メバロチン®：プラバスタチンナトリウム（HMG-CoA還元酵素阻害薬）
- ●ベザトール®：ベザフィブラート（フィブラート系薬）

●悪性症候群の好発時期は、原因医薬品の投与後・減薬後・中止後のいずれかの1週間以内である。発症は24時間以内：16%、1週間以内：66%、30日以内：96%と30日以内が大半を占め、30日を過ぎての発症は4%と報告されている。

●ダントリウム®：ダントロレンナトリウム水和物（筋弛緩薬）

●文献

1) 厚生労働省：重篤副作用疾患別対応マニュアル（https://www.mhlw.go.jp/stf/seisakunitsuite/bunya/kenkou_iryou/iyakuhin/topics/tp061122-1.html）
2) 医師・薬剤師のための医薬品副作用ハンドブック（寺本民生監），日本臨牀社，東京，2013.
3) 薬剤師のための医薬品副作用入門（増原慶壮，他編），じほう，東京，2011.
4) プロフェッショナルから学ぶ医薬品副作用の対応50（佐藤博監），南山堂，東京，2013.
5) 國正淳一：服薬指導のためのくすりの効き方と作用4, じほう，東京，2010.

（國正　淳一）

5-5 医薬品のリスクコミュニケーションとその具体例

リスクリテラシー

　リスクコミュニケーションを理解するには、「リスクリテラシー」についても理解することが必要です。

　まず、「リスク」とは何かということですが、これは「よくないことが起こるかもしれない可能性」を指しています。日本では危険と訳されることが多くありますが、もう少し幅広い範囲を意味する言葉として理解する方が本質に近いと思います。

　次に、「リテラシー」とは何かということですが、これは「物事を正しく理解する能力」を指しています。この言葉は、もともと文章の意味を正しく理解することを意味していました。しかし、現在ではこれが転じて、今のような意味として使われています。

　よって、リスクリテラシーとは、「よくないことが起こる可能性を正しく判断する能力」を意味します。具体的には、①リスクに関わる情報を収集する能力、②リスク低減に関わる社会の動きを理解する能力、そして③リスク対応への意思決定や行動に対する能力がこれにあたります。

　また、リスクと似た言葉で、「ハザード」という言葉があります。ハザードとは、「危険や危険性」を指す言葉です。リスクが自分など身近な範囲での問題であるのに対して、ハザードはそれ自体の問題を意味します。ハザードはリスクと似た言葉であり、その違いは、日常的な具体例で説明する方が理解しやすいと思われますので、例をあげて説明します。私たちはフグに毒があることを知っています。このフグは、水族館で眺めている場合、その毒にあたることはありません。これをフグには、毒によるハザードがあると表現することができます。しかし、そのフグが刺身になり、食べられる状態で目の前に置かれている場合、その調理に免許をもった調理人が用意した場合であっても食べればその毒にあたる可能性があります。これをフグには、食べることによって毒にあたるリスクがあると表現することができます。

　このように、リスクとハザードは分けるべきです。しかし、リスクと思われているものの中にはハザードが含まれており、これらは誤解されていることが多くあります。リスクリテラシーの面からも、前述の2つは、別の概念であることを理解する必要があります。

リスクに対する患者の理解を得るためのリスクコミュニケーション

　「リスクコミュニケーション」とは、「リスクのある情報について利害が生じる関係者の間で共有し、情報交換を図ること」です。この言葉は、一般的な具体例で説明する方が理解しやすいと思われますので、例をあげて説明します。地盤が弱く地崩れの生じやすい地域で、行政が住民に対し、科学的なデータを基に具体的な説明会を開き、住民から現状や意見・要望等を聞く場を設けたとします。この会の開催

は、その地域での地崩れに関するリスクについての情報交換が目的であったということになります。このようなリスクがある事柄についての情報交換をリスクコミュニケーションといいます。

医薬品は、人間の生体にとっては異物であるため、その利用が病気の治療であっても副作用が生じるリスクが伴うことになります。よって、医薬品においてその使用には、リスクコミュニケーションが必要ということになります。また、その医薬品による副作用の程度は、医薬品ごとに異なるだけでなく、使用される量、そして使用される患者の体質も関係してきます。医療用医薬品であれば、その医薬品の性質、どのような目的で使用されているか、そして患者の過去の医薬品に対する副作用歴、食品等に対するアレルギー歴などの体質に関する情報及び医薬品やサプリメントの使用状況等から問題ないかなどを確認しながら患者と対話して、服薬指導を行うことになります。また、市販薬であっても、販売の際には薬歴がないだけで医療用医薬品における服薬指導と同様の行為が必要です。

しかし、このリスクコミュニケーションは、リスクの警告であってはなりません。患者側から、副作用歴、体質に関する情報及び医薬品・サプリメントの使用状況などについての情報を得た上で、使用する医薬品について患者にとって優先順位の高い情報から情報提供する必要があります。また、その他の生活に関する状況も考慮して患者個人にあわせたものにしなければなりません。さらに、情報提供の際には、薬剤師側から伝えた情報が正しく伝わっているかを確認する必要もあります。

なお、今まで患者側という表現を用いてきましたが、この意味は服薬指導の対象者が必ずしも患者本人でない可能性があるためです。患者側には、患者以外に家族や家族以外の介護にあたる人も含まれます。家族や家族以外の介護にあたる人たちは患者本人ではないため、患者本人とは病気や体に対する情報量が違うことを考慮する必要があります。また、患者本人が、病気及び障害や加齢による影響で意思疎通ができない可能性もあります。すなわち、このような場合は患者本人から得られる情報量よりも、家族や家族以外の介護にあたる人たちから得られる情報量の方が多い場合も状況によってはあり得ることになります。

いずれにせよ、医薬品の使用には情報の提供が必要ですが、そのためには使用者である患者側の状況を十分考慮する必要があります。また、情報の聴取の際には、必要な情報を得るよう努める必要があります。しかし、情報聴取の際には極端に事務的な作業にしないことや相手のプライバシーに配慮することにも注意する必要があります。

これに加え、相手の状況を考慮した用語を使うようにしましょう。例えば、薬袋、軟膏つぼ、投薬瓶、予後などは他の言葉へ言い換えした方がよい言葉です。しかし、一方で言い換えの言葉が不適当であると、理解をかえって妨げる可能性もあります。場合によっては、専門用語を使って他の言葉で補完した方がよい場合もあることを理解しておきましょう。

●相手の状況の考慮とは、場面に応じて言葉を使い分けることである。例えば予後など相手に言葉が通じていることが確認できれば、言い換えはむしろしない方がよい。

医薬品のリスクとベネフィットのバランスを考えた Choosing Wisely

医薬品は、病気の治療や予防にとって欠かすことのできないものです。今までさ

まざまな医薬品が世の中に登場し、それによる恩恵（ベネフィット）を我々人間は受けてきました。しかし、薬の使用にはリスクが伴うことになります。これは、内服薬や注射薬に限らず、外用薬においてもいえることです。医薬品においては、本当に使用する意味があるか吟味して使用する必要があります。

また、患者の訴えは、多岐にわたります。薬剤師は医師と患者の間に立ち、患者の訴えや状況より、その優先順位を整理することにも関わる必要があります。優先順位がはっきりすれば、薬物治療で実現可能な範囲を患者に提示することもできます。これを基に、医師へ処方提案ができるようになります。これらのプロセスを通じて治療の目的を医療者側も患者もはっきりさせる必要があります。

前述のように、医薬品は漫然と使用するものではありません。何か症状があれば、それに対して医薬品を使用するといった医療を行えば、使用する医薬品の数は増えていきます。これにより、医薬品は多剤併用され、別の副作用を生み出すことにもなります。このようなことから、過剰な医療になっていないかの吟味も必要です。現在では、医薬品の使用を含めたChoosing Wisely（賢明な選択）活動も行われています。Choosing Wiselyとは、過剰な医療が行われていないか考えて医療者が医療を行い、患者もその医療を受けることです。

すなわち、医薬品の使用にあたっては、リスクとベネフィットのバランスをしっかり考える必要があるのです。これには、医師や薬剤師など医療者だけでなく、患者側の協力も必要です。

患者向医薬品ガイドの活用

薬物治療においては、患者側の協力が必要となります。そのためには、患者側にも医薬品の基本的な知識を得てもらいたいものです。しかし、医療で扱われる情報は、専門的な用語が多く使われます。医薬品の知識についても同様に専門的な用語が使われます。例えば、添付文書の内容を一般の人に理解してもらうのは、少し無理があると思います。患者にとって必要な医療用医薬品の知識を身につけてもらうには「患者向医薬品ガイド」を使用してもらうのがよいと思います。

患者向医薬品ガイドは、患者・家族等に、医療用医薬品の正しい理解、重大な副作用の早期発見などに役立ててもらうように添付文書を基に作成した資料のことです。医薬品を使用するときに特に知っておく必要のあることをわかりやすく記載しています。患者向医薬品ガイドは、PMDAのWebサイト[1]から、誰でもダウンロードできるようになっています。

ただし、ここで提供している患者向医薬品ガイドは、添付文書を基に各製品の製造販売業者が作成し、各製造販売業者の責任において掲載したものです。医療関係者は、この情報を利用して患者・家族等に薬の説明をすることができますが、この目的以外では患者等が自ら使用する場合を除き、その製造販売業者に無断で複製、転載、頒布するなどの行為は禁じられています。

● 医薬品の添付文書は、医療用医薬品だけでなく一般用医薬品・要指導医薬品についてもPMDAのWebサイトから見ることができる。ただし、一般用医薬品・要指導医薬品については、添付文書が一般の人に向けた記載内容となっているため患者向医薬品ガイドは用意されていない。

●文献
1）独立行政法人医薬品医療機器総合機構：患者向医薬品ガイド（https://www.pmda.go.jp/safety/info-services/drugs/items-information/guide-for-patients/0001.html）

（天野 学）

5-6 リスクを比較するアカデミックディテーリングとその具体例

アカデミックディテーリングとは

〈実務でのポイント〉

　アカデミックディテーリング（AD：academic detailing）とは、適正な処方のために、コマーシャルベースではない公正中立な根拠に基づく医薬品の情報提供を医師に対して行うことであり、海外ではアカデミックディテーラー（公正中立な医薬品情報提供者）として薬剤師が活躍しています[1]。一方、米国における診療所に対するADの初期の研究として、一定の患者には推奨されない薬剤3剤を対象として、代替薬を示す薬剤師によるADが行われた結果、医師の処方変更につながり、処方が適正化されたとする報告[2]があります。この報告が契機となり、ADの重要性が広く認知され、薬剤師は処方を最適化して医療経済を支える位置づけとして注目されました。オーストラリアでは製薬企業からの情報に頼って処方を行う医師に対し、アカデミックディテーラーの活動は医師の処方を適正化し、医療費の削減の大きな経済効果をもたらしています[3]。近年ではADにより、高齢者の処方において処方薬剤数を有意に減少させたとの報告[4]があります。

● アカデミックディテーリングはコマーシャルベースではない公正中立な情報提供である。

海外のアカデミックディテーリング組織

　米国ではNaRCAD（National Resource Center for Academic Detailing）がADの中心的役割を担っており、定期的にトレーニングセミナーが開催されています[5]。海外では大学や公的機関が実施するディテーラー育成のためのADプログラムが広がりを見せています。Alosa Health[6]はよりよいケアを目指したバランスのとれた医薬品情報を提供するADのための組織として 2004年に米国ボストンに設立されました。処方を改善するためのADプログラムの開発と実施における世界的なリーダーです。ADでは、最も厳密な大学ベースのエビデンスレビューを受け、それを臨床医に配信して、さまざまな医薬品の販売ではなく「エビデンスを販売する」としています。何十年にもわたる経験と数々の評価研究は、このアプローチが従来行われてきた教育や講義よりはるかに効果的に処方の実践に影響を与えることを証明しています。

　また、カナダのADを提供するB.C. Provincial Academic Detailing（PAD）Serviceは、保健省の医薬品サービス課によって資金提供されており、このサービスは医師や他の医療専門家が無料で利用できます。ADセッションは、最良の処方行動に関する客観的でバランスのとれた、エビデンスに基づいた医薬品情報を提供します。セッションは通常30～45分の長さで、医師にとって都合のよい時間に調整されます。PADサービスは継続的な評価を実施しており、患者及びブリティッシュコロンビア（BC）州のヘルスケアシステムに対するADの価値を実証しています。

プロトンポンプ阻害薬（PPI）のアカデミックディテーリング

　PADのプロトンポンプ阻害薬（PPI）の資材の例[7)]を**表1**に示します。PPIの AD資材にはPPIの違いによる明らかなエビデンスはなく「PPI療法の治療目的を 明確にし、有効性が認められた適応であることを確認する」、「PPI療法の費用に注 意を払う」、「用量の多い方が必ずしもよいというわけではない」、「胃食道逆流症 （GERD：gastroesophageal reflux disease）及び他の消化不良症状は、早期に 決断を下し、漸減するタイミングを検討する」としています。そして、観察研究

表1　PADが提供しているPPIの有害事象のアカデミックディテーリング資料（2015年）の例（一部抜粋）

可能性のあるリスク	エビデンス	臨床への影響
腸管感染症（クロストリジウムディフィシル感染症、カンピロバクター、サルモネラ）	・系統的レビュー（51件）：地域及び入院中の患者におけるCDIリスク増加、OR 1.65（95％CI 1.47〜1.85） ・3つの他の系統的レビューで同様の結果 ・再発CDIリスク増加、OR 2.51（95％CI 1.16〜5.44） ・系統的レビュー（4件）：サルモネラとカンピロバクターを含む腸管感染症のリスク増加、OR 3.33（95％CI 1.84〜6.02）	・CDI患者及び腸管感染症の危険因子を有する高齢の入院患者におけるPPIの適応の再評価 ・2012年カナダ保健省警告、2012年米国FDA警告
骨折	・系統的レビュー：股関節骨折のリスク増加（9件）、OR 1.25（95％CI 1.14〜1.37）。椎骨骨折（4件）、OR 1.50（95％CI 1.32〜1.72）	・骨折の危険因子を有する患者におけるPPI使用の明確な適応を明らかにする ・2011年米国FDA警告、2013年カナダ保健省警告
肺炎（市中肺炎又は院内肺炎）	・系統的レビュー（8件）：肺炎のリスク増加、OR 1.27（95％CI 1.11〜1.46） ・メタ分析（8件）：NSAIDsの新規使用患者がPPIを処方された場合、市中肺炎の入院リスクの有意な増加はなかった、OR 1.05（95％CI 0.89〜1.25）	・積極的適応がある場合にはPPIの使用を妨げるべきではない
特発性細菌性腹膜炎	・系統的レビュー（8件）：肝硬変の入院患者における特発症細菌性腹膜炎のリスク増加、OR 3.15（95％CI 2.09〜4.74）	・肝硬変患者におけるPPI使用の明確な適応を明らかにする
低マグネシウム血症	・系統的レビュー：2006年以来、感覚異常、発作、不整脈を含む重症低マグネシウム血症の36症例報告あり ・症例対照研究：低マグネシウム血症で入院した66歳以上の患者は、PPIを使用していた割合が高い、OR 1.43（95％CI 1.06〜1.93）	・原因不明の重症低マグネシウム血症の症例では、PPIを中止することを考慮する ・2011年米国FDA警告
急性間質性腎炎	・系統的レビュー：15年間で急性間質性腎炎が60症例確認された	・原因不明の間質性腎炎のあるPPI使用者では、PPIに対する有害反応を考慮すべきである
ビタミンB$_{12}$欠乏症	・症例対照研究：2年以上PPI治療を行うと、新たにビタミンB$_{12}$欠乏リスクが増加、OR 1.65（95％CI 1.58〜1.73）	・高齢者又は栄養失調患者の合理的スクリーニング

・これは、関連する全ての有害性の網羅的なリストではないが、系統的レビュー又は規制上の警告（例えば、カナダ保健省）で報告された有害事象を補うものである
・コクラン系統的レビューでは、有効性と安全性を分析するには無作為化比較試験が少なかったため、PPIの有害事象の報告は不完全であった
・長期間、まれ、深刻な傷害が（因果関係が立証できないかもしれない）観察的研究から得られている
・PPI治療の強い適応が確認できない場合、臨床上の意思決定には臨床的に関連する傷害の可能性を考慮すべきである
〔OR：odds ratio（オッズ比。PPI使用者と非使用者の比較）、CI：confidence interval（信頼区間）、米国FDA：米国Food and Drug Administration（米国食品医薬品局）、NSAIDs：non-steroidal anti-inflammatory drugs（非ステロイド性抗炎症薬）〕

により、PPIと臨床的に重要な有害事象（クロストリジウムディフィシル感染症、骨折、肺炎等）との関連性が確認されているため、必要最低限の使用にとどめるとしています。

日本における科学的視点を強化したアカデミックディテーリング

　2016年度（平成28年度）よりかかりつけ薬剤師が調剤報酬で新たに評価され、地域包括ケアにおける医師への処方提案など直接的な処方支援がますます期待されています。日本は多くの同効薬が存在するとともに国民皆保険という恵まれた環境にあり、比較的自由に医薬品が選択でき、処方が可能です。同じ効果を示す医薬品の中から、患者の併用薬の影響や腎機能・肝機能の状況を考慮し、患者にとって最適で安価な薬を選択するための処方支援は、医療経済においても重要です。そこで、日本のADは薬の科学的な特性比較にも焦点をあて、「基礎を臨床につなぐ科学的視点とエビデンスを基に薬の比較情報を能動的に発信する新たな医薬品情報提供アプローチ」と定義し、アカデミックディテーラーの使命は「医師の処方に影響を与え、処方を最適化する」としています[8]。日本のアカデミックディテーラーは医師の処方視点とは違った医薬品の科学的な特性に着目し、同種同効薬の中から最適な医薬品を提案できる専門性を確立し、患者にとって最適な処方の実現を目指します（**図1**）。

●薬剤師は薬の科学的視点からリスクを比較し、患者に最適な処方を提案する。

●薬剤師は医師に同種同効薬のリスクを比較したアカデミックディテーリングを行う。

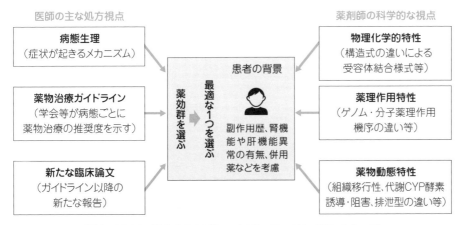

図1　日本におけるアカデミックディテーリングのイメージ

●文献
1) Academic Detailing のための評価情報基盤　疾患と医薬品情報　Academic Detailing について（http://www.ad-di.jp/original4.html）
2) Avorn J, et al：Improving drug-therapy decisions through educational outreach: a randomized controlled trial of academically based "detailing". N Engl J Med, 308（24）：1457-1463, 1983.
3) May FW, et al：Outcomes of an educational-outreach service for community medical practitioners: non-steroidal anti-inflammatory drugs. Med J Aust, 170（10）：471-474, 1999.
4) Moss JM, et al：An interdisciplinary academic detailing approach to decrease inappropriate medication prescribing by physician residents for older veterans treated in the emergency department. J Pharm Pract, 32（2）：167-174, 2019.
5) 山本美智子：米国NaRCAD Academic Detailing Training Program に参加して．月刊薬事, 54（13）：2252-2255, 2012.

6) Alose Health：Academic Detailing（https://alosahealth.org/academic-detailing/）
7) B.C.PAD：Proton pump inhibitors in primary care（https://www2.gov.bc.ca/assets/gov/health/practitioner-pro/provincial-academic-detailing-service/pad-2015-proton-pump-inhibitors-newsletter.pdf）
8) 小茂田昌代, 他：アカデミック・ディテーリングの概要と実践―日本における薬剤師の専門性確立に向けて―. 薬局薬学, 11（1）：8-17, 2019.

（小茂田 昌代）

索 引

薬ゼミファーマブック

シンジンヤクザイ シ　　　ヤクガクセイ　　　　　　　イ リョウアンゼンガクニュウモン　　カイテイバン
新人薬剤師・薬学生のための医療安全学入門〔改訂版〕
チョウザイカ ゴ ボウシ　　　フク サ ヨウカイ ヒ　　ム　　ショホウテイアン
―調剤過誤防止から副作用回避に向けた処方提案まで―

2020 年 3 月 26 日　初版第 1 刷発行

コ モ ダ マサヨ
編　集　小茂田 昌代

発行人　穂坂 邦夫

発行所　株式会社薬ゼミ情報教育センター
　　　　〒101-0054　東京都千代田区神田錦町 3-12-10　神田竹尾ビル 4 階
　　　　TEL　03-3518-8246

編集室　学校法人医学アカデミー 出版課
　　　　〒101-0054　東京都千代田区神田錦町 3-12-10　神田竹尾ビル 4 階
　　　　TEL　03-3518-8243 ／ FAX　03-3518-8244

ISBN978-4-904517-96-3